北京中医药大学
国医无双科普丛书

中医给你的
生活小妙招

北京中医药大学国医堂编委会 编著

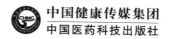
中国健康传媒集团
中国医药科技出版社

图书在版编目（CIP）数据

中医给你的生活小妙招 / 北京中医药大学国医堂编委会编写. — 北京：中国医药科技出版社, 2019.11

（北京中医药大学国医无双科普丛书）

ISBN 978-7-5214-1345-8

Ⅰ. ①中⋯　Ⅱ. ①北⋯　Ⅲ. ①中医学－保健－基本知识　Ⅳ. ①R212

中国版本图书馆CIP数据核字(2019)第206095号

美术编辑　陈君杞
版式设计　大隐设计

出版　中国健康传媒集团 | 中国医药科技出版社
地址　北京市海淀区文慧园北路甲 22 号
邮编　100082
电话　发行：010-62227427　邮购：010-62236938
网址　www.cmstp.com
规格　880 × 1230mm $^1/_{32}$
印张　$4\,^7/_8$
字数　126 千字
版次　2019 年 11 月第 1 版
印次　2019 年 11 月第 1 次印刷
印刷　三河市万龙印装有限公司
经销　全国各地新华书店
书号　ISBN 978-7-5214-1345-8
定价　32.00 元

获取新书信息、投稿、为图书纠错，请扫码联系我们。

内容推介

　　本书是"北京中医药大学国医无双科普丛书"之一，为北京中医药大学国医堂专家与嘉宾用对话的形式，深入浅出地剖析了一些腹胀、失眠、脾虚、晕车等日常生活小问题的诱因、症状、预防及治疗方法，同时介绍了一些中草药的妙用，且书中配有采访视频。希望通过普及这些中医药知识，让读者在日常生活中了解如何应用中医药知识，更好地管理个人健康。

中医给你的
生活小妙招

丛书编委会

总　策　划　　徐安龙

专家组成员　　王　琦　谷晓红　张其成　苟天林

主　　　编　　石　琳

编　　　委　　（以姓氏笔画为序）

丁　霞　于天源　马文珠　马军光　马淑然　马惠芳

王　彤　王　停　王天芳　王玉英　王庆国　王国宝

王荣国　王素梅　王雪茜　孔军辉　田　昕　田阳春

白俊杰　冯春祥　刘　敏　刘大新　刘晓燕　刘铁钢

闫喜换　关　静　孙晓光　李卫红　李玉峰　李成卫

李献平　杨　桢　谷世喆　张　冰　张　林　张立山

张红林　张春荣　张惠敏　张新雪　陈　红　陈　萌

陈子杰　陈幼楠　林　燕　林亚明　畅洪昇　郑丰杰

赵　琰　赵岩松　赵慧玲　郝　钰　胡素敏　侯中伟

祖　娜　姚斌彬　钱会南　徐　书　高　琳　高思华

郭　华　唐启盛　崔述生　符仲华　尉中民　蒋　燕

韩　玉　景录先　程发峰　鲁　艺　戴雁彦　魏玉龙

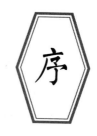

我眼中的中医

　　"国医堂"始创于1984年，是北京中医药大学服务百姓的一块"金字招牌"，是弘扬和展示博大精深中医药文化的窗口和基地。经过35年建设，"国医堂"这块金字招牌也已深深扎根于广大病患的心目中。如何充分挖掘和利用好国医堂专家们的中医智慧，为更多百姓的健康保驾护航，成为大家心心念念的一个愿望。今天，该丛书的出版，就是我们开始实现这个愿望的第一步。这套丛书汇集了国医堂公众号成立三年来，各位专家和工作人员付出的努力。正是他们坚持不懈的默默耕耘，才积累出了我们现在看到的400多期视频。可以说，该系列丛书的推出是三年来中医科普工作厚积薄发的体现。

　　正如我们北京中医药大学的校训所说，"勤求博采，厚德济生"。作为中医药高等学府，北京中医药大学不仅要培养高级中医药人才、开展中医药科学研究，更要利用专业特长服务百姓、回馈社会，传承弘扬中医药优秀传统文化。作为校长，我感动于国医堂的专家们，在百忙之中，能从小处着眼、用心做中医的科普推广。解决医学难题固然重要，传播健康理念更是功在千秋。我希望更多的北中医人加入到中医科普的队伍中，服务健康中国战略。

中医是中华民族的瑰宝，是五千年中华文明的精髓。虽然"百姓日用而不知"（语出《周易·系辞传》），但不可否认，中医药已经深深融入并影响着我们的生活。作为非中医专业人士，我很早就接触了中医，如今对中医药这一民族瑰宝有了更深入的了解及更切身的体验，我已经被中医药的魅力深深吸引。这套丛书的目的不是让大家都变成"大夫"，而是要提升大家的健康素养；是为广大百姓答疑、解惑、传递健康知识；是要让百姓对中医听得懂、信得过、学得会、用得上。

在我们这样一个 13 亿多人口的大国，如果我们不采取"育医于民"的政策，给民众传授以呵护自己健康的基本医学知识，而只是依靠医生和医院等各种医疗机构来把控，我们即使有再大的财力，也是不能完成健康中国这一建设目标的。因此，我一直鼓励我们北中医的专家学者和学生来积极推动医学知识的普及，让民众能更加有效地驾驭自身健康。为此，我希望广大读者能够通过这套丛书，对中医知识多一些了解，领会中医药的魅力，助健康之完美。故乐为之序。

北京中医药大学校长

2019 年 4 月 19 日

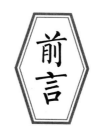

　　和很多人的经历不太一样的是，我从小对"穿白大褂"的人没有恐惧感，这可能跟我的父母都是医生有关。相反在我的印象里，医院是一个很好玩的地方，尤其是弥漫着药香的草药房：数不清的药斗子、精巧的小铜秤、叮咚作响的药杵……这些都深深留在我的童年记忆里。后来自己学了医，对生命和疾病有了更为深刻的认识，也慢慢体会到疾病给人们带来的诸多痛苦，也才理解了对于一个普通人来说，想清晰地知道该到哪里就医、该如何就医，又是一件多么困难的事情。可能是"恨屋及乌"吧，这也就是为什么"穿白大褂"的人被大人们拿来吓唬小孩子了。

　　五年前，我有幸成为享誉京城的北京中医药大学国医堂的第七任负责人。这让我有机会接触到形形色色的患者。在工作中我发现，很多人不仅仅会受到病痛本身的折磨，更多的痛苦和焦虑是因为对健康或疾病相关知识的缺失所致。记得有一次，一个病人同时挂了三位专家的号，忙活了一上午看完病拿着三张不同的处方来找我，问"为什么都是给我看病，却开出了三张不同的处方，我到底该按哪张方子抓药呢？"他的问题让我哭笑不得，但同时从他的问题中我知道这位病人对中医几乎是完全不了解，自然也不懂得该如何正确地看中医。给我印象很深的还有一位患者，是一位50多岁的中年男士，来的时候非常焦虑不安，说自己身体上突然出现对称的圆形红斑，担心得了什么奇怪的病。我在检查了他所说的红斑之后问他："您最近是否做过心电图的检查？"他说："三天前做过。"于是我向他解释，这个红斑只是心电图检查时电极留下的痕迹。听言他如释重负，表示感谢之后开心地离去。而我却在心中暗自感慨：有多少人是因为这种对疾病的无知所产生的恐惧而"患病"的呢？也就是从那时起，我就在想作为医生仅仅解决疾病本身的问题是远远不够的，只有让更多的人学习一点健康知识、了解一些疾病常识，才能更好地帮助大家远离疾病，健康生活。打造《生活无处不中医》这档视频栏目的想法由此产生。

当我把这个想法同多位国医堂专家进行交流的时候，没想到竟受到大家的一致赞同。大家都非常愿意也认为很有必要，把自己在临床实践中遇到最多的问题、感受最深的体会、效果最好的方法拿出来分享给广大朋友，以期为广大患者普及一些健康的小知识、讲一点中医的小道理、教一个实用的小妙招。《生活无处不中医》的栏目自 2016 年 11 月开播以来，已经推出了几百期，有将近一百位国医堂的专家参与了录制，累计播放 2100 多万次，受到广泛好评。观众们的厚爱让我们备受鼓舞！于是我想，是不是可以将这些视频分门别类之后结集出版呢？这样就可以把一个一个视频串起来，变成大家生活中手边的健康手册，遇到问题可以更方便地查阅和学习。

一次偶然的机会，我和中国健康传媒集团中国医药科技出版社的白极副总编辑聊到了这个设想，受到她的热情鼓励。她高度认可了我们不仅解决人们的疾病问题，更要教会大家如何健康生活的理念，更是对于出版给予了很多非常专业的建议和指导。于是今天，《生活无处不中医》这档栏目才得以和大家以这种全新的方式见面。在此，我对白极女士的帮助和中国医药科技出版社的大力支持表示由衷的感谢!

"生活小道理，中医大智慧"。愿所有的朋友们通过这套丛书，都能够从流传五千年的中国传统医学中汲取正确看待生命和疾病的智慧，从容面对生活、享受美好人生。

石琳
2019 年春末　北京

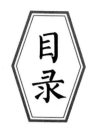

目录

吃多肚子胀 ※
简单一招顺胃肠

扫描二维码
听医生为您讲解详情

　　每逢节假日，总爱聚会聚餐、大吃大喝，肠胃可就遭了罪，肚子胀得不好受。大家都说是药三分毒，总是吃山楂丸、健胃片也不是办法，下面我们就来介绍不吃药就能助消化的好方法。

北京中医药大学教授：于天源

••••

　　于天源，博士，北京中医药大学教授，主任医师，博士研究生导师，国家中医药管理局重点学科"推拿学"学科负责人，国家自然基金委和教育部科研项目评审专家。主要从事按摩推拿学、中医伤科学、针灸学的临床、科研、教学工作。先后获北京市高等学校教学名师、教育部突出贡献个人、北京市总工会教育创新标兵，北京市科技进步三等奖。主编教材《按摩推拿学》2006年获北京市高等教育精品教材。多次主编"十二五""十三五"规划教材。主持国家自然科学基金课题4项，北京市自然基金课题2项，博士点基金课题2项。研究方向：针灸推拿治疗周围神经损伤的机理研究，儿科推拿退热机制的研究。

嘉宾：

　　每逢周末节假日，就容易吃东西没有节制，这两天我老是吃得肚子胀。

专家：

　　你这种情况，就是大家经常说的"每逢佳节胖三斤"。

嘉宾：

　　是啊，每次吃得肚胀，家里人就说，吃点助消化的药吧，健胃消食片、山楂丸，还有乳酸菌就都摆在我面前了。但是俗话说"是药三分毒"，您有没有什么好办法，不吃药也能解决肚子胀的问题呢？

专家：

　　我教大家一个摩法来帮助解决这个问题。摩，是按摩的摩。三千年前就有这样一种手法，是用摩擦、按摩的手法来解决问题。

嘉宾：

　　于老师，不吃药只按摩能有效吗？

专家：

　　当然能了。摩法之所以从古至今一直被人们推崇，就因为它有很好的疗效。举一个例子，今年4月份，我出门诊时接待了一位三岁半的小男孩，这小朋友腆着肚子就进来了，圆滚滚的肚子像个小孕妇似的。

摩法：早在隋代京墨先生所撰《神仙食气金柜妙录》"治万病诀"中已有"摩腹"之内容。

家长说这孩子肚胀半年了，也找了很多医生看，做了各种检查，都说没有什么大问题；也吃了不少的药，但这孩子就是肚子胀，腹围都 61 厘米了。

嘉宾：

那真是跟大人腰围差不多了。

专家：

是啊，所以我说像个小孕妇似的。我就给他用了按摩的手法来摩肚子。一般来说，孩子看见穿白大褂的医生都会害怕，都会躲。但这孩子可能太难受了，躺到治疗床上接受揉肚子的时候，他的两只小手就一直攥着我的手，顺着我的手一起打圈揉肚子，他能感觉到我的力量比较柔和，可能也知道这摩法能解决他的问题。在整个约 20 分钟的治疗过程中，这孩子放了好几个"毒气弹"。

嘉宾：

"毒气弹"？

专家：

就是肚子排气了。而且一般人排气都是一声就结束，这孩子排气都带尾音了。

嘉宾：

听您这么一说，我都好像能闻见味儿了。

专家：

这孩子刚来的时候，肚子鼓鼓的、胀胀的，两侧还能隐隐约约看到血管青筋暴露。按摩做完以后，这孩子的肚子一下就软了很多。这孩子第二次来治疗的时候，他的家长说，第一次按摩完回家以后排了好多便。治疗三次以后，孩子的肚子就软软的瘪下去了。

嘉宾：

那效果还是挺明显的。于老师，摩腹就是转着圈地揉吗？有什么技巧吗？

专家：

无论是小孩还是成人，都可以用摩腹的办法。只不过对于大人，一般都用手掌来揉，对小孩就用四个手指就够了。左上腹的位置是胃脘部，摩的时候从胃脘开始摩。

大人摩腹用手掌，小孩摩腹用手指。摩腹要顺时针按摩，遵循哪里痛摩哪里的原则。

嘉宾：

从左上腹开始。

专家：

对，我们吃多了的时候，一般都先是胃胀，然后才是腹胀。如果是胃胀呢，就在左上腹多摩一摩。如果对胃胀、腹胀分不清楚的话，就是哪儿胀就摩哪儿，摩的时候按顺时针摩。

嘉宾：

有没有什么技巧呢？

专家：

有，其实在摩肚子的过程中，主要看哪儿硬。摸起来比较硬的地方，一定是有消化不好或没有消化的东西，肚子里有气或者有水，揉到这个部位的时候，有时会胀痛；有时有一股气的感觉，有咕噜咕噜的声音；或者有气过水声，噗噜噗噜的。

嘉宾：

是不是就像用吸管往水里吹气的声音一样？

专家：

对，这种声音一般都是出现在消化不良的部位，或者说是胃肠功能不好的部位。所以需要多摩一摩。

如果要想让这个气能够顺着肠道往下走，或者让大便往外走，还要注意从右下腹往上推。右侧腹有一段结肠，叫升结肠，我们常说的盲肠炎、阑尾炎就是在右下腹这个区域，大便也从这点开始形成并往上走了。所以我们从这点往上推，推到右上腹后再往左上腹推，然后再向左下腹推，每个动作推 10 次。

单方向是推手，按照一定的方向转圈就叫摩，所以我们一般是连推带摩，边推边摩。按摩可以反复做，摩腹不仅能治疗消化不良，还能调理胃肠功能，预防术后肠粘连，若顺时针摩腹具有通腹的作用，逆时针则会起到涩肠的作用。

按摩时如果感到局部发硬，摩过处有气过水声出现，那此位置可能就是消化不良的严重结点，需对此部位重点按摩，以达到增强疗效的目的。

摩腹方法：1. 从右下腹向上推至右上腹；2. 从右上腹推至左上腹；3. 从左上腹推至左下腹。每个动作推 10 次。

重点回顾

摩腹不仅能治疗消化不良，还能调理胃肠功能，预防术后肠粘连；顺时针摩腹具有通腹的作用，逆时针则会起到涩肠的作用。

摩腹可以遵循哪里痛摩哪里的原则进行按摩。按摩时如果感到局部发硬，摩过处有气过水声出现，那此位置可能就是消化不良的严重结点，需对此部位重点按摩，以达到增强疗效的目的。

摩腹老少皆宜，大人摩腹用手掌，小孩摩腹用手指。腹胀可按照顺时针进行按摩：从右下腹向上推至右上腹；从右上腹推至左上腹；再从左上腹推至左下腹。每个动作推10次，也可反复转圈直至腹胀有所缓解。

如何破解「每逢佳节胖三斤」
※

俗语有云：每逢佳节胖三斤，这是大多爱美人士难以破解的魔咒。面对美味，抵不住诱惑，但又担心吃得太多，腰围噌噌往上窜。怎么做既能吃好又不长肉呢？看看专家怎么说吧。

扫描二维码
听医生为您讲解详情

北京中医药大学国医堂副主任医师：田昕

••••

田昕，医学博士，副教授，副主任医师，硕士研究生导师。北京中医药大学优秀主讲教师，主持国家自然科学基金等多项课题，发表学术论文 40 余篇，主编多部科普书籍。师从于全国名老中医杨积武教授，临床行医近 20 年，擅长治疗冠心病、月经病、不孕不育等。尤擅长睑板腺囊肿、玻璃体混浊等眼病。

嘉宾：

每次节假日，总是会吃很多大鱼大肉，家里还备了很多薯片、坚果，看电视的时候吃，就造成了我"每逢佳节胖三斤"的状况。

专家：

吃这么多大鱼大肉，在烹饪的时候还加入了很多油脂，吃多了肯定会出现体内油脂过多的情况。

再加上你说的，看电视吃零食，吃得多又不运动，会很容易上火。

节假日猛吃肉类，要当心体内油脂过多。

吃零食＋久坐＝上火。

嘉宾：

怪不得我有时候嘴里会起泡呢，田老师，有什么办法能解决这些问题吗？

专家：

那我介绍两个妙招——用"洗涤灵"和"灭火器"，专门针对吃多上火的情况。

嘉宾：

这怎么吃啊？这牙口再好也吃不了灭火器呀？

专家：

我们先说"洗涤灵"怎么喝吧，是用来清洗体内油脂的。

中医专家推荐身体去油"洗涤灵"。

嘉宾：

"洗涤灵"可不能随便喝吧，喝完之后该吐泡泡了。

专家：

我说的"洗涤灵"其实是一款代茶饮，一般大吃大喝之后，因为吃了太多含油脂的食物，首先会影响脾胃的运化功能；其次，会增长体重。这款代茶饮可以让人在享受美味的同时，还能平稳血压、血脂和血糖。

嘉宾：

所以不是真的洗涤灵，是一款代茶饮。那这是好办法。

专家：

这个茶有比较清爽的感觉。茶主要使用了两味中药，一个是陈皮，另一个是荷叶。这两者配在一起对暴饮暴食、吃得油腻的情况非常适合。

暴饮暴食后适用消脂茶饮。

嘉宾：

陈皮就是橘子皮吧，家里老人冬天喜欢把橘子皮扒下来，放在暖气上烤干。

专家：

对，但是我们不建议自行把橘子皮烤干来泡水。因为自己制作的过程中，橘皮很容易发霉，食用会很危险。另外，陈皮里有一种挥发性的物质，空腹饮用会刺激胃。而且陈皮之所以叫陈皮

鲜橘皮会刺激胃，越陈年越好。

而不叫橘皮，是因为陈皮以陈久者为良，时间越长，其有效成分就越多。一般我们会选用妥善放置三年以上的陈皮。

陈皮本身是温性的，与荷叶配合使用既不偏凉也不宜使人上火。陈皮有健脾祛湿的作用，也就是说能够帮助脾胃增加正能量，增强胃动力；荷叶有清除体内垃圾的功效。这样一来，两者相当于一个防止产生垃圾，一个帮助清除垃圾，配合得天衣无缝，做去火的茶饮非常合适。而且荷叶去油脂的效果非常好，在临床中很多高血脂患者，长期用荷叶配合健脾祛湿药物一起服用，其血脂下降是非常明显的。

陈皮＋荷叶＝最佳拍档，陈皮给脾胃动力，荷叶是"清洁工"。

嘉宾：

田老师，服用方法有什么要求吗？比如说该放多少？

专家：

用手抓半把荷叶，用几根手指捏一小把陈皮，放在杯子里泡水，还可以不断地续水，喝一天都可以。

嘉宾：

大吃大喝的问题解决了，上火的问题怎么解决呢？

专家：

针对上火还有"灭火器"呢，也是一道代茶饮，

但是味道就不太好喝了。

嘉宾：

都说去火的药没有好喝的。

专家：

因为在中药的理论中，药是分酸、苦、甘、辛、咸五味的，其中苦的味道主要是针对去火、去燥湿的，所以说一般清火的药都很苦。

嘉宾：

味道不好的话，可以兑糖喝吗？凉茶不就这么喝吗？

专家：

对，放一点儿冰糖或蜂蜜都是可以的。

嘉宾：

这个去火的茶饮到底是用了什么呢？

专家：

主要就是决明子和芦荟。中药里的芦荟与大家见到的植物可能不太一样，质地比较硬，有点像石头。芦荟有清热和帮助排便的作用，有很多人上火时，体内的阴液会减少，身体和肠道中会出现干燥的情况，导致肠道的蠕动减弱而造成便秘。但芦荟不能解决体内缺水的情况，所以使用时要见效则止，如果时间长了，其苦寒性质会影

降火药不能多吃。

响脾胃的阳气，这样反而对身体没有好处。我在临床也遇到过很多患者，觉得芦荟通便效果不错，就想着多喝一点巩固一下吧，结果反而超量了。

嘉宾：

　　过犹不及了，反而会伤害阳气。

专家：

　　对。

嘉宾：

　　家里种植的新鲜芦荟叶子也可以用吗？

专家：

　　这个也可以，不过需要处理好。使用时，需要把表面的一层皮剥掉，只用里面的叶肉，每次用不超过 20 厘米的量，新鲜的芦荟叶可以直接用热水冲泡。

　　如果是干芦荟，每次用量大概像花生米大小就可以了。因为干芦荟相当于已经被浓缩了，如果量太大会引起腹泻。

　　决明子还有明目的作用。尤其是现在人们看手机、电脑等屏幕的时间较长，眼睛容易出现干涩、胀痛的情况，这个时候喝决明子茶，明目的效果非常好。

嘉宾：

　　这对我来说太合适了，一举两得。直接用水

妙用芦荟能去火。

决明子有明目作用。

12

泡了喝就可以吗？

专家：

我建议最好还是煮一下。因为决明子属种子类，如果只是单纯地用热水冲泡，其有效成分很难全部溶出。

重点回顾

人体专用"洗涤灵"使用陈皮和荷叶，针对大吃大喝，饮食油腻的人群。陈皮采用精挑细选、妥善放置三年以上的橘皮，陈皮有健脾祛湿，增强胃动力的作用；荷叶性凉，有清除体内垃圾、降低血脂的功效。两者配合既不上火又不偏凉，可以有效清理体内多余的油脂。

健康必备"灭火器"采用芦荟和决明子。芦荟可以选用中药房的芦荟，也可以选用家中种植的新鲜芦荟，具有清热通便的作用；决明子去火的同时还可以缓解眼睛干涩、胀痛的情况。两者配合泡水喝是简单实用的去火茶方。

※ 中医帮您治失眠

扫描二维码
听医生为您讲解详情

　　人们一到周末就自我放纵，作息也打乱了，等到周末结束了，可作息时间却很难立刻调整过来，一到晚上就出现兴奋、入睡困难的状态，即使睡着了，也容易出现早醒、多梦的情况，这属于什么类型的失眠呢？不同类型的失眠又该如何治疗？您听说过中医用浮针治疗失眠吗？经常按揉两个穴位，可有效缓解失眠，又是哪两个穴位呢？下面就请专家帮你解决失眠的困扰。

北京中医药大学教授：马淑然

····

　　马淑然，医学博士，教授，主任医师，博士研究生导师，博士后合作导师，中基教研室主任，清代御医韩一斋、北京妇科名医刘奉五、国家级名老中医刘燕池教授一脉相承的学术继承人。北京市朝阳区首批和第四批中医药专家下基层工作指导老师，擅长针药并用治疗内、妇、皮、儿科疑难疾病。

嘉宾：

这一到周末就自我放纵，总是与朋友聚会到下半夜，回到家里一点儿睡意都没有。这算不算失眠呀？

专家：

从医学上来讲，失眠有几种情况：超过半个小时的入睡困难；夜间容易醒，每天晚上醒两次以上；睡眠不安稳、容易早醒；白天精神不够。有以上几种情况之一的，基本上就可以诊断是失眠症。

嘉宾：

马老师，有的时候越想睡越睡不着。像我这种，思绪比较重，或者有时玩得太兴奋了，就会很难入睡，这种情况应该怎么办呀？

专家：

过度兴奋造成的失眠基本上是肝火偏旺引起的。

嘉宾：

所以说，不同类型的失眠也是由不同的原因造成的，中医是怎么治疗的呢？

专家：

如果平时倦怠、乏力、食少，容易失眠多梦、面色萎黄，就属于心脾两虚类型的失眠。主要的治疗原则就是健脾益气、养血安神。

如果是经常会手脚心偏热，还有盗汗、心烦

失眠症状：1.入睡困难，入睡时间超过30分钟以上；2.夜间易醒，夜晚醒两次以上；3.睡眠不安易早醒；4.白天精神状态不好。

躁扰，这种类似于更年期的症状，其实是阴虚火旺的类型，主要通过滋阴、清热来治疗就可以了。

第三种是心胆气虚的失眠患者，主要表现是容易一惊一乍的，容易惊醒。这种类型需要养心、疏肝、利胆，通过安神、定魂魄的方法来治疗。

第四，痰火扰心的患者，从外观上来看，患者很胖，而且脸上冒痘、头面部好出油，舌苔黄腻，口气重，往往易烦躁、易怒。针对这种患者，主要治疗原则是化痰、清热、开窍，通过安神来治疗。

第五种是肝火偏旺的类型，主要表现是平时急躁易怒、易激惹，舌红苔黄，这种患者一般通过清热泻火来治疗。

前一阵我在门诊遇到过一位患者，是位大学教授，因长期致力于科学研究致精神高度紧张，而患了抑郁症。我们大家知道，抑郁症的患者往往都会出现入睡困难的情况。

嘉宾：

对。

专家：

浮针疗法治失眠，效果立竿见影。

这位患者的精神高度紧张，情绪抑郁、焦虑，在这种精神状态下，他的肌肉也是非常紧绷的，所以我们采取了浮针的治疗方法，效果非常好，治疗的当天晚上他就由原来睡四个小时变成了睡七个小时。

嘉宾：

浮针疗法是一种什么样的治疗方法呢？您给

介绍介绍。

专家：

　　失眠从中医来说有很多证型，但是从浮针疗法的角度来看，失眠是因为颈部肌肉长期处在紧张痉挛的状态，压迫颈部血管，使血管收缩，从而导致脑供血、供氧不足而引起的。长期抑郁、焦虑的人容易全身肌肉紧张，导致脑部供血、供氧不足，才会多梦或失眠。浮针治疗就是让患者颈部的肌肉松解，使血管通畅，改善脑部供血，从而达到改善睡眠的目的。

　　手三阳经是从手过肩一直到头，若是上臂的肌肉紧张痉挛，胸大肌、胸小肌紧张，会影响心脏泵血能力和头部供血。所以在给这位患者治疗的时候，第一针从肱桡肌的位置进针，进针后用针扫散，目的是拨通局部的筋膜粘连。另外，还需要患者做抬臂再放松的动作来放松肌肉，上臂肌肉、胸大肌、胸小肌的肌肉一放松，心脏泵血能力强，通过手三阳经的颈肩的肌肉血脉也会通畅。

　　第二针再扎斜方肌，因为手三阳经经过肩胛的位置就是斜方肌，通过针扎斜方肌使肌肉放松，供脑的动脉血管就会舒张通畅，从而提供充足的脑供血。这样一来，患者的睡眠就会明显改善了。

　　浮针治疗失眠是一个比较新、比较好的疗法，而且立竿见影。

嘉宾：

　　老师，您介绍这种浮针的效果非常好，但是

肌肉紧张使血管收缩，导致脑供血、供氧不足。
通过浮针疗法缓解紧张的肌肉，使血管扩张，促使脑供血、供氧充足。

17

浮针疗法治失眠，效果立竿见影。

注意：浮针疗法需专业医生操作。

常按安眠穴和风池穴可疏通颈部经脉，促进脑供血充足，改善失眠。

非专业人士很难自己操作，需要寻求专业医生的帮助。有没有穴位按摩一类的小妙招，让我们可以自行操作的呢？

专家：

当然有了，一个是安眠穴，还有一个是风池穴。

嘉宾：

有一个专门的穴位叫安眠穴？

专家：

对。我们枕骨的凹陷处有个穴位就叫风池穴。耳屏后的凹陷处有个翳风穴，风池和翳风连线的中间点，就是安眠穴。安眠穴和风池穴处有枕大神经、颈总动脉和颈部的基底动脉经过，经常按揉这两个穴位可以疏通血管，从而改善睡眠。

嘉宾：

老师，那具体方法是怎么按呢，是顺时针按还是逆时针按？

专家：

用拇指按在穴位上，先顺时针揉20次，再逆时针揉20次，然后再按压20次。根据个人情况，次数也可加减，基本上顺时针、逆时针的次数相等就可以，这就属于平补平泻。

按压之后一般会有酸、麻、重、胀这四种感觉，就说明按压到位了，睡眠的效果就会好转。

每个穴位顺时针和逆时针各按揉20次、点按20次。

按压穴位要有酸、麻、重、胀的感觉。

重点回顾

中医把失眠分为五种证型

1.心脾两虚型，表现为倦怠、乏力、食少、多梦、面色姜黄，常用健脾益气、养血安神的方法治疗。

2.阴虚火旺型，表现为手脚心偏热、盗汗、心烦躁扰，常用滋阴、清热的方法来治疗。

3.心胆气虚型，表现为容易受到惊吓、易惊醒，常用养心安神、疏肝利胆的方法治疗。

4.痰火扰心型，表现为肥胖、面部易长痘、头发出油多、舌苔黄腻、口气重、口苦、烦躁易怒，常用化痰、清热、开窍、安神的方法治疗。

5.肝火偏旺型，表现为急躁、易怒、舌红、苔黄，常用清热泻火的方法治疗。

有些患者失眠是因为颈部肌肉长期处在紧张痉挛的状态，压迫颈部血管，使血管收缩，从而导致脑供血、供氧不足，所以会出现失眠。针对这类患者，可以通过浮针的疗法来缓解肌肉的紧张，使颈部血管放松，让脑供血、供氧充足，从而达到改善睡眠的目的。但浮针疗法需专业医生操作。

患者可通过常按安眠穴和风池穴自行改善失眠。通过揉按和点按这两个穴位可以疏通颈部经脉，促进脑供血充足，改善失眠。

※嘴唇发干怎么解

扫描二维码
听医生为您讲解详情

天气干燥嘴唇发干，是每个人都有过的经历，忍不住舔嘴唇却发现越舔越干，这到底是怎么回事呢？难道嘴唇发干的根源不是缺水吗？这些表现与我们的身体健康有着怎样的联系呢？嘴唇发干预示着哪些疾病呢？下面就让我们了解一下嘴唇发干怎么办。

北京中医药大学国医堂副主任医师：田昕

••••

田昕，医学博士，副教授，副主任医师，硕士研究生导师。北京中医药大学优秀主讲教师，主持国家自然科学基金等多项课题，发表学术论文 40 余篇，主编多部科普书籍。师从于全国名老中医杨积武教授，临床行医近 20 年，擅长治疗冠心病、月经病、不孕不育等。尤擅长睑板腺囊肿、玻璃体混浊等眼病。

嘉宾：

一到冬天，特别容易嘴唇发干，忍不住舔嘴唇，却发现越舔越干。而且嘴唇一旦裂开了又是钻心得疼，所以每天都得随身携带唇膏，没事就拿出来抹抹。但我总觉得唇膏是治标不治本。田老师，想请教您，是不是还是身体出了什么问题才会这样的？

专家：

对，是这样的。嘴唇这个位置其实非常特殊，因为全身都有血液在滋养，只有嘴唇呈现的颜色是红色的，其实是透出来血液本来的颜色。

嘉宾：

这说明什么问题呢？

专家：

这就是说嘴唇皮下的血管非常浅地排列在表皮下，中间基本上没有脂肪，这个时候，一旦受到了外界干燥的影响，或者是上火之后，嘴唇就容易有燥的感觉，这个时候就非常容易出现出血、开裂的情况了。

嘉宾：

那嘴唇发干到底是什么原因导致的呢？

专家：

这个其实就是因为体内有火，嘴唇部位对应

的经络是心、脾，如果脏腑出现了火热之邪，就自然反映在嘴唇上。

嘉宾：

就是说我们体内的水被火烤干了。

专家：

对，就像是一杯水被火加热，杯子里的水会逐渐地蒸发，这个杯子里面水就少了、甚至干了，抹唇膏就相当于往里面再添水，但体内的火没有撤的话，杯子里的水还会继续蒸发。中医上有一种理论叫"扬汤止沸莫如釜底抽薪"，与其往里加水，还不如在底下撤火。

嘉宾：

原来我这嘴唇干是和心火大有关系。可是为什么反而是冬天觉得干得更厉害，冬天不是应该冷吗？哪儿来的火呀？

专家：

因为一到冬天人们就想着要进补一下，尤其现在人们冬天都喜欢吃火锅，吃点羊肉再加点麻辣汁，身体就很容易上火。而且现在的冬天与过去不一样，每个人家里都有很多取暖措施，我们本身就处于非常温暖的环境，这个时候再进补牛羊肉，食用辛辣食物，体内的火即使被灭了，也很容易又起来。

嘴唇发干的根源在于体内有火，冬季室内温度较高，再进补牛羊肉，食辛辣物容易引起体内上火。

嘉宾：

我们又该如何缓解嘴唇发干的症状呢？要说多喝水吧，但是严重的时候多喝水也没太大作用。要说抹唇膏吧，可能女生平时都有抹口红或唇膏的习惯，但是大多数男生没有这个习惯。

专家：

确实是这样，因为脏腑里面有火，水摄入后是经胃肠道代谢的，对身体的影响其实很小。一般这种情况下，我们可以用中药来进行调节。我今天就为大家介绍一款针对性的茶饮方子。

嘉宾：

既然是茶饮的方式，那我们选择药材的时候，是不是要尽量选择能够被热水冲泡出药效的，有效成分易于析出的品种？如果是一些大的块茎类，其有效成分用热水泡是泡不出来的吧？

专家：

是这样的，我们今天推荐的三味药都是很方便的、日常可以直接泡水饮用的品种。

第一味药是百合，百合既可以清内火，也可以养阴，尤其是养肺阴。上火之后睡眠质量容易不好，睡得不踏实，中医说这种情况叫火热扰神，就可以用点百合来安神。

第二味叫石斛，也是养阴的作用比较强，选择药用的石斛，日常泡水喝也是可以的。

第三味是麦冬，麦冬也是有养阴的效果，而

防嘴唇干小茶方：百合，清内火、养阴、安神；石斛，养阴；麦冬，清心火、养阴。

且还有一个作用就是可以清心火。

这三个放在一起是以养阴为主、以清火为辅，这样既能釜底抽薪，也能够补充人体缺少的阴液，标本兼治。

重点回顾

　　嘴唇发干的根源在于体内有火，冬季室内温度较高，再进补牛羊肉，食辛辣物容易引起体内上火。

　　防嘴唇干小茶方：百合，石斛，麦冬。百合既可清内火、又可养阴、安神；石斛养阴作用强；麦冬既可养阴又可清心火。三者配合以养阴为主、以清火为辅，标本兼治。

中医药呵护双眼

※

都说眼睛是心灵的窗口，但是生活中免不了用眼过度，眼睛干涩，甚至会出现畏光、视物模糊等恼人的症状，长时间聚精会神，目不转睛，对眼睛的危害是极大的！手机、电脑堪称眼睛杀手。手机不能不用，眼睛也不能不要，传闻中的各种护眼方法是否真的有效呢？今天我们就打开心灵的大门，从中医里学会护眼之道。

北京中医药大学副教授：鲁艺

••••

鲁艺，中德联合培养博士，教授，硕士研究生导师，教育部新世纪优秀人才，北京市科技新星，哈佛大学医学院访问学者，北京中医药大学附属门诊国医堂出诊专家，"薪火传承"刘渡舟名医研究室、国家名老中医王庆国工作室、北京中医药大学"名医工作坊"骨干成员，中央电视台"健康之路"、陕西电视台"百姓健康"特邀专家，中国科学院自然科普工作委员会委员，发表论文 67 篇，主持国家级、省部级课题 8 项，出版著作 5 部，翻译著作 1 部，擅长内科及妇科的经方治疗。

扫描二维码
听医生为您讲解详情

嘉宾：

都说眼睛是心灵的窗户，没有眼睛我们就没办法看到美好的风景，没办法关心爱护身边的人。但是对眼睛的保护却容易被忽略。

专家：

现在很多年轻人都不太重视保护眼睛，经常长时间玩手机、玩电脑、看电视，用眼过度导致眼睛干涩。

嘉宾：

是啊，好多人睡觉都恨不得抱着手机入睡。一天下来，眼睛是非常疲劳的。

专家：

其实生活中也有一些方法可以缓解眼部疲劳，比如我们从小就做的眼保健操。

嘉宾：

眼保健操我们小时候都做过，那会儿觉得没什么效果啊，经常不认真做。

专家：

眼保健操主要是按摩眼周的一些穴位，如果点穴的位置能够找得很对，按压的时候有酸胀痛的感觉，其实是可以起到缓解眼部肌肉疲劳的作用的。

眼保健操的穴位找正确，按摩才有效。

嘉宾：

原来眼保健操是有效果的，问题在我没好好做。

专家：

眼睛的疲劳与全身的身体状况也是有关系的。与眼睛关系最密切的就是肝，肝开窍于目，而且肝经的走向是上连于目系，所以说肝的气血充盛与否，是可以直接从眼睛反映出来的，如果肝血亏虚，那自然就会感觉到眼睛干涩和不适。

肝血亏虚会造成眼睛干涩不适。

嘉宾：

据说，肝脏不好或得了肝炎的人，眼睛就会发黄，是不是也是这个原因？

专家：

我们日常所说的眼睛发黄，通常是指眼白的颜色，其实主要是巩膜的颜色，从这一点来讲呢，眼睛发黄确实和肝脏的情况有关系，这个也是我们判断的指征之一。肝脏健康的人，眼白发黄时就应注意休息，多看绿色植物，做眼保健操缓解眼部疲劳。

中医讲五脏六腑之精皆上注于目，而肝主目，当肝脏出现问题时，通常会脸色发青，眼睛容易疲劳，眼白部分变黄。应及时去医院检查治疗。

嘉宾：

很多人到了秋天，嘴唇、眼睛部位都容易发干，对于这种情况有什么好的办法吗？

专家：

秋天一般燥邪当令，这是人体尤其是眼睛非常容易感到干燥的季节，所以在这个季节，加强眼部的保养还是非常有必要的。

秋天干燥应保护眼睛。

嘉宾：

　　眼部应该怎么保养呢？俗话说以形补形，吃哪儿补哪儿，是不是可以吃点动物眼睛，或者龙眼之类的用以明目？

专家：

　　首先，龙眼，学名桂园，它其实并不是眼睛。其次，龙眼入心经，是补心血的，对眼睛保养并没有明显的作用。第三，龙眼吃多了，还会容易上火，导致目眵增多。但是俗语中"以形补形，吃哪补哪"的说法可以用于吃肝补肝，通过养肝来养眼睛，倒是一个好方法。

桂圆性温食用多了易上火。

嘉宾：

　　我小的时候听老人说，吃羊肝羹对眼睛特别好，因此我特别爱吃。

专家：

　　现在市面上一般有两种羊肝羹，一种是配料里确实加了羊肝的羊肝泥；另一种虽然也叫羊羹，但配料主要是白砂糖、红小豆、水、豌豆、芝麻等，里面并没有羊肝。而且只靠吃羊肝来明目恐怕是不够的。

嘉宾：

　　那除了吃羊肝以外，还有什么别的方式？

专家：

　　我今天给大家介绍一个小小的锦囊妙计，就

是枸杞和菊花。这两个是我们非常常见的中药，也是养眼、护眼的黄金搭档。

嘉宾：

　　这两味药是我们平时经常接触的，用枸杞子泡药酒据说有补肾的作用；平时泡点菊花茶喝，清凉去火。

专家：

　　枸杞子确实是具有补肾的作用，而且补肾的同时还补肝。中医上说枸杞子入肝肾经，对补肝肾、明目有非常突出的功效，而且它明目的作用是通过补肾、补肝来使精血充足，上充于目来滋养眼睛，使得眼神更加清亮，视物更加清晰。

　　菊花性辛、凉，有疏散风热的作用，可以治疗风火上攻、肝火上延导致的眼睛不适感。枸杞和菊花配在一起既可以对肝肾不足、肝血亏虚导致的眼睛干涩、视物昏花有功效，也可以对由于肝火上延或者是风热上攻而导致的目眵增多、视线不清楚、眼睛痒等症状有一定的疗效。

嘉宾：

　　平时用这两味药泡水喝，各自放多少呢？

专家：

　　一般情况下是枸杞和菊花各 10 克。

嘉宾：

　　枸杞菊花茶的功效这么明显，它是所有人都

枸杞具有补肾养肝护眼功效。

29

菊花功效：疏散风热，缓解眼部不适。

养肝护目茶：菊花加枸杞各 10 克，水煎 15 分钟；二者搭配具有养肝、补肾、明目、去肝火的功效。

适合吗？

专家：

枸杞和菊花的性味相对来说比较平和，稍微偏凉性，所以合适大部分人群。但对于一些素体阳虚的人群，比如说平时比较怕冷，肠胃不好，容易拉肚子的人群，喝枸杞菊花茶时，可以少放些菊花。如果是湿热比较重的人群，就应该少放些枸杞。

肠胃不好的人，菊花需放少许。

湿热体质人群枸杞量应减少。

嘉宾：

就是说这两味药的剂量是可以调的。

专家：

对，很多人不太清楚，自己到底是阳虚还是湿热重，这种情况下我们还是建议找专业的医生来指导一下。

中药代茶饮应根据自身体质配伍。

嘉宾：

所以说这么一个小小的护肝养眼的代茶饮，还有这么多学问。

专家：

是。最后我还是想提醒大家一点，即使喝上这款枸杞菊花茶，平时在用眼的时候还是要注意，一个小时左右一定要起来活动，放松眼部肌肉。

生活中建议：用眼一小时应休息一次。

重点回顾

　　五脏六腑之精皆上注于目，当肝脏出现问题时，易出现脸色发青眼白变黄的情况，肝血亏虚会造成眼睛干涩不适。长期用眼容易眼部疲劳，秋冬干燥季节也应多注意保护用眼。

　　护眼讲究持之以恒，生活中应注意合理用眼，每日正确按摩穴位、做眼保健操可缓解眼睛疲劳、保护双眼。

　　养肝护目茶：枸杞菊花各 10 克，水煎15 分钟。枸杞具有补肾、养肝、护眼功效；菊花具有疏散风热、缓解眼部不适的作用；肝火旺盛的人群可增加菊花用量，脾胃虚寒或者身体虚弱者可多放枸杞、减少菊花用量，湿热体质人群应减少枸杞用量。

※ 解酒三部曲

扫描二维码
听医生为您讲解详情

　　平时亲朋好友难得一聚，又或者是因为工作关系，不得不把酒言欢、喝个痛快！但是当酒桌上尽兴了，接下来的则是各种难受。解酒就好比通往幸福之路的钥匙，使人从醉酒的状态中清醒过来。今天就帮你开启幸福大门，从中医里学到解酒之道。

北京中医药大学副教授：鲁艺

••••

　　鲁艺，中德联合培养博士，教授，硕士研究生导师，教育部新世纪优秀人才，北京市科技新星，哈佛大学医学院访问学者，北京中医药大学附属门诊国医堂出诊专家，"薪火传承"刘渡舟名医研究室、国家名老中医王庆国工作室、北京中医药大学"名医工作坊"骨干成员，中央电视台"健康之路"、陕西电视台"百姓健康"特邀专家，中国科学院自然科普工作委员会委员，发表论文 67 篇，主持国家级、省部级课题 8 项，出版著作 5 部，翻译著作 1 部，擅长内科及妇科的经方治疗。

嘉宾：

我们中华文化博大精深，酒文化和茶文化也是自古以来就不曾改变的。很多人因工作需要经常喝酒，虽知道喝酒伤身，但只要往酒桌上一坐，就身不由己！俗话说得好，酒逢知己千杯少。但是喝完以后特别的难受，我想问问您，有没有什么解酒的秘方呢？

专家：

从解酒的角度来说，我们确实有一些办法。中医里说药食同源，有些食物本身就是药物，而有些药物的药性比较温和，也可以作为食物来用。

今天给大家介绍解酒三部曲，也就是说不仅仅从喝完酒以后再来解酒，而且还可以从喝酒前、喝酒的时候就进行有目的的预防。

嘉宾：

喝酒前解酒，我也听说过，据说喝酒之前吃点馒头或是肥肉能起到解酒的作用，这是有道理的吗？

专家：

我给大家推荐喝酒之前先喝点牛奶或是酸奶，利用牛奶中的蛋白质和脂肪类的物质在胃中形成一层保护的黏膜。这样酒精再进入胃以后，不会直接刺激胃壁，也可以减慢酒精在胃里吸收的速度，所以从这个角度来讲，酒前进食一些食物是有一定的保护作用。

醉酒后可通过食物解酒。

解酒三部曲：酒前、酒中、酒后。

33

解酒第一部：酒前牛奶。

嘉宾：

这酒前预防还好理解，但是酒中怎么解酒呢，也不能在酒桌上当着大家的面说要吃解酒药。我有时会用的一个办法就是催吐，把喝进去的酒都吐出来。

专家：

酒精在胃部可以直接被吸收 20%，而且吸收速度很快，15 分钟就可能吸收 50% 了，所以在这个速度下想通过催吐来排出酒精是不大可能的，更何况呕吐也是很痛苦的。

喝酒时酒精最先被胃部吸收。

嘉宾：

没错，确实是很难受。

专家：

这是因为反流的胃液会对食道、胃壁造成一定的刺激，所以这并不是值得推荐的方法。

嘉宾：

鲁老师，您有什么妙计呢？

专家：

今天我给大家介绍一个办法，可以在喝酒的过程中不动声色地进行解酒，简单概括就是"红绿搭档"。

嘉宾：

"红绿搭档"是什么呀？

专家：

　　"红绿搭档"其实很简单，绿色的就是黄瓜或芹菜这些绿色蔬菜；红色的就是西红柿或胡萝卜这些红色果蔬。

　　黄瓜或芹菜这类的蔬菜可以有效地缓解喝了酒之后的脸红、发热、血压升高的情况。番茄，也就是我们平时所说的西红柿，含有大量的果糖，果糖可以加快乙醇的分解和代谢。所以我们推荐大家多吃一些西红柿、黄瓜这样的红绿搭档。这些食物在酒桌上挺常见的，可以不动声色地多吃一些这样的蔬菜，来达到解酒的目的。

嘉宾：

　　这是个秘籍。下次我在喝酒的时候先点一份蔬菜水果大拼盘或者大拌菜。这比吃解酒药要管用得多，也实用得多了。

　　那现在酒前和酒中的解酒方法我们都了解了，那酒后的解酒秘籍是什么呢?

专家：

　　酒后呢，给大家介绍一对中药，葛花和枳椇子。

　　葛花是豆科植物葛的花蕾，这个在《神农本草经》里是有记载的，是一种非常古老的药物，性甘凉，有一定的止吐功效，可以生津止渴，还可以解酒毒。枳椇子，别名叫鸡距子，也有非常好的解酒毒和止呕吐的作用。这两个药物配在一起可以使效果更显著。

解酒第二部：酒中红绿搭档。

绿色蔬菜可缓解酒后血压升高。番茄中果糖可加速体内酒精分解。

解酒第三部：葛花、枳椇子。葛花具有止吐缓解酒后不适的功效。枳椇子具有解酒毒止吐功效。

嘉宾：

　　这个要直接吃吗？

专家：

　　不是的，可以把两味药放在水里煮茶喝。

嘉宾：

　　哦，代茶饮。

专家：

　　对。葛花和枳椇子各 15 克。

解酒代茶饮：
葛花 15 克，枳
椇子 15 克。

嘉宾：

　　就用热水冲泡就可以吗？

专家：

　　需要热水煮沸 15 分钟。

嘉宾：

　　您说到茶我想起来，我父亲有一个习惯，酒喝多了以后喜欢喝点浓茶，他说解酒效果特别好，不知道这有没有道理呢？

专家：

　　这两种茶还是有区别的。其实我们不推荐喝完酒以后喝浓茶，因为浓茶里的茶碱含量比较高，茶碱可以使血管收缩，酒后喝浓茶反而会加重酒后头痛的症状。

酒后喝浓茶会
加重头痛。

嘉宾：

　　鲁老师，您介绍的这个解酒的药方，是只有在酒后可以喝呢？还是喝酒前、喝酒后都可以喝呢？

专家：

　　这个问题非常好！事实上葛花和枳椇子配伍的茶饮，在酒前喝也是非常好的。因为现在研究表明，葛花和枳椇子的水煎液可以非常有效地提高我们体内两种酶的活性。

嘉宾：

　　是哪两种酶？

专家：

　　这两种酶一个是乙醇脱氢酶，一个是乙醛脱氢酶，这两个酶的活性增高可以加快乙醇的代谢。所以说如果酒前喝葛花和枳椇子的茶饮可以提前增加这两种酶的储备和活性，这样对解酒是很有好处的。

　　这个茶在酒后喝也是有非常好的醒酒和解酒作用，尤其是对改善口干、口渴、头痛等酒后不舒适的症状有非常好的疗效。

嘉宾：

　　鲁老师，这个茶饮是所有人都可以喝吗？有什么适合的人群吗？

专家：

　　葛花和枳椇子，这两味药都是偏凉的，所以更

酒前喝葛花和枳椇子茶饮可提升体内酶的活性。

葛花、枳椇子适合体质偏热人群。

适合体质偏热的人群。

嘉宾：

　　那如果体质偏寒凉怎么办？可不可以喝这个来解酒呢？

专家：

　　如果是体质寒凉，我建议在葛花和枳椇子的基础上再加一些生姜或者搭配一些其他药物，可能效果会更好一些。

寒凉体质可搭配生姜水煎。

重点回顾

解酒三部曲

第一，酒前饮用牛奶，缓解胃部对酒精的吸收。

第二，酒中食用红色水果搭配绿色蔬菜。番茄中果糖可加速体内酒精分解，绿色蔬菜可缓解酒后血压升高。

第三，葛花、枳椇子各 15 克，煎茶饮，葛花和枳椇子都具有解酒毒、止呕吐的功效，用于饮酒过度所致的头痛、头晕、呕吐。酒前饮用还可增加体内酶的活性。但只适宜体质偏热人群，寒凉体质人群宜搭配生姜同煎。

喝酒不宜催吐，反流的胃液会对食道、胃壁造成伤害。

酒后不宜喝浓茶，会加重头痛。

※教你脾虚自测法

生活中，我们常听中医说脾虚，很多人对肾虚了解，但是对于脾虚、脾弱了解的就比较少了。脾虚会使我们的身体出现异常，食欲不振浑身乏力，气血不足，免疫力下降易生病，这些都是最常见的症状，而长期脾虚不治就会引发各类慢性疾病，从而导致五脏六腑在体内运化功能下降！生活中，身体反馈给我们的急救信号又是怎么告诉我们是否脾虚呢？今天就望闻问切为你诊断是否真的脾虚。

扫描二维码
听医生为您讲解详情

北京中医药大学副教授：鲁艺

• • • •

鲁艺，中德联合培养博士，教授，硕士研究生导师，教育部新世纪优秀人才，北京市科技新星，哈佛大学医学院访问学者，北京中医药大学附属门诊国医堂出诊专家，"薪火传承"刘渡舟名医研究室、国家名老中医王庆国工作室、北京中医药大学"名医工作坊"骨干成员，中央电视台"健康之路"、陕西电视台"百姓健康"特邀专家，中国科学院自然科普工作委员会委员，发表论文 67 篇，主持国家级、省部级课题 8 项，出版著作 5 部，翻译著作 1 部，擅长内科及妇科的经方治疗。

嘉宾：

都说好心情是好身体的基础，心情不好的时候，就容易寝不安席，食不甘味的，就算遇到平时喜欢吃的东西也没胃口了。这是为什么呢？

专家：

你这可能是脾虚了。

嘉宾：

为什么这么说呢？

专家：

脾虚有几个特点，你不妨对照自测一下，看是否脾虚。

第一，睡觉容易流口水。

第二，肚脐容易着凉，一着凉就腹泻。

第三，容易腹胀，肚子里面总觉得有气，要排了气才舒服。既可以往下排气，也可以从上面排气。

第四，脾虚人群的体型也比较有特色，一般要么肿胖肿胖的，要么干瘦干瘦的。肿胖的情况是说这个人的肌肉比较疏松，整个人显得无精打采的。干瘦的情况是说这个人特别瘦，而且不管怎么吃都胖不了。

嘉宾：

这不是好事吗？好多人羡慕这种吃不胖的体质呢。

脾虚的症状：
1. 睡觉容易流口水。
2. 浑身乏力、食欲不振。
3. 腹胀、腹泻。
4. 要么肿胖、要么干瘦。

专家：

　　这种情况往往是脾胃运化功能不好而导致的。吸收功能不好导致食物的营养成分根本无法被身体吸收，是营养不良造成的瘦。

　　第五，脾虚人群容易感到疲累，全身没力气。现在经常有人说"葛优瘫"，脾虚的人就特别喜欢"葛优瘫"，因为总觉得累，所以总想四肢放松地躺着或趴着，什么也不干。

　　第六，胃口不佳，吃什么都不香。

嘉宾：

　　按照您的说法，这六条中除了体型这一条，其他的我还真的是挺符合的。

专家：

　　那你还真是有点脾虚了。

嘉宾：

　　老师，脾脏对人体有什么重要的生理意义呢？

专家：

　　脾对于人体来说是非常重要的。中医认为，脾为后天之本，主运化，是气血生化之源。也就是说，饮食进入体内以后，胃主受纳，是人体的受盛之官；脾主运化，将吃进去的食物运化成水谷精微，然后再输送到全身供身体所需。如果脾的功能出现问题，整个身体运化、转输的功能就会受影响。另外，水、湿、气、血等都需要脾来运化，所以

脾脏可将食物分解输送到全身补充营养。

当脾的功能出现障碍时，水湿代谢就会受到影响，因此人看起来会显得浮肿，而且是水湿堆积的虚胖。所以说人体健康与否，与脾的功能运化正常与否密切相关。

嘉宾：

那是什么原因或是不良习惯引起脾虚的呢？

专家：

引起脾虚的原因有很多种。第一个原因就是遗传的原因，如果父母是属于脾虚的体质，那么孩子很有可能也会容易脾虚。

脾虚原因一：遗传因素。

但更多见的是一些后天的因素造成了脾虚。比如说饮食的原因，有些人喜欢暴饮暴食，喜欢吃肥甘厚味，容易造成脾虚。

脾虚因素二：暴饮暴食，饮食没规律。

第三是起居的因素，也就是环境的因素。脾性属土，喜燥恶湿，也就是说脾不喜欢寒湿的环境，所以如果久住寒湿之地，就很容易寒湿困脾，使脾的功能减弱。

脾虚因素三：长期居住潮湿阴暗处。

第四个因素，就是久病。各种疾病如果患病时间长了，最后都会伤及脾气。

脾虚因素四：长期久病。

第五个重要因素，是近几年特别常见的一个原因，就是情绪因素而导致的脾虚。七情和五脏是有一一对应关系的，中医上说忧思伤脾，就是说一个人总是多思多想，爱钻牛角尖，时间长了，会使得脾气慢慢变弱，造成脾虚。

脾虚因素五：心情不好闷闷不乐。

嘉宾：

这告诫我们平时不能有那么多心事，得放宽

心，乐观一些。

专家：

对，要放宽心。因为现在生活压力很大，人们往往会处在紧张状态，会伤脾。还有一种情况就是总发怒的人也会脾虚。

嘉宾：

我记得中医上说怒伤肝呢？

专家：

对，怒是伤肝的，但是若肝火太旺会克脾，也就是我们经常说的，肝火旺伤脾胃。所以，我们日常生活中既不要太过激动、紧张、生气，也不要太纠结于一些小事情。

嘉宾：

鲁老师，有没有什么法宝或者小秘方能帮助健脾呢？

专家：

今天我给大家带来一个食疗的方法，就是用山药、芡实、薏米以及莲子搭配起来煮的粥。这几味药是非常好的搭档，它们配合在一起可以健脾补肾、淡渗利湿，是日常健脾非常好的保健方。

如果想让味道更好一些，粥里可以再加一些红枣，不仅会使味道更香甜，而且红枣还有补血的作用。

心情乐观开朗可避免脾虚。

健脾粥：山药、芡实、莲子、薏米。

脾虚的症状

1. 睡觉容易流口水。
2. 浑身乏力、食欲不振。
3. 腹胀、腹泻。
4. 体型肿胖或干瘦。

造成脾虚的因素

1. 遗传因素。
2. 暴饮暴食、饮食没规律。
3. 长期居住在潮湿阴暗的环境。
4. 久病。
5. 心情不好闷闷不乐。

生命在于运动，适当进行体育锻炼可以增加脾胃的运化。平时应注意脾的调理，不大饥大饿、不暴饮暴食，多吃些温和易消化的食物。可将山药、芡实、莲子、薏米放一起熬制健脾粥，可以起到补脾、健脾的功效。

重点回顾

脾胃虚弱

※ 活着好累

扫描二维码
听医生为您讲解详情

"内伤脾胃百病尤生"你能想象吗？高血压、高血脂、糖尿病、失眠、肥胖、痛经、抑郁症等，这些看似八竿子打不着的病，竟然都与脾有关。中医称：脾胃为后天之本，生化气血之源。一个人健康与否与脾胃功能的好坏有着直接联系。治脾胃可以安五脏，使人体的抗病能力提高；养脾胃可以使四肢强健，灵活自如；调理脾胃可以保持身材，更可以预防肥胖引发的疾病。所以想要养生，健脾养胃是重要的手段。那么怎样才能知道我们脾胃是否健康呢？又该用什么方法来养护脾胃呢？

北京中医药大学国医堂主任医师：李志刚

• • • •

李志刚，1965 年生，二级教授，主任医师，针灸学博士，博士研究生导师，师承张缙老师等针灸大家，并从事 20 余年的针刺手法及针刺干预中枢神经损伤机制的研究，临床擅长治疗各种疼痛、神经系统、消化系统、运动性及功能性疾病。

嘉宾：

我最近胖了很多，听说一段时间内突然间变得胖是脾虚造成的。药店里有卖补中益气丸的，据说对治疗脾虚效果非常好。

专家：

药店确实有卖治疗脾虚的药，但是能不能治疗你的症，就不好说了。脾虚也分很多类型，比如脾虚生湿的，气虚发热的，脾虚导致中气下陷的。如果希望对症治疗的话，还是应该在医生的指导下用药。

嘉宾：

那如何判断自己是否脾虚呢？

专家：

我可以告诉大家一些小的方法，通过自己的九窍来自我诊断一下是否脾虚。

嘉宾：

不都说七窍吗？九窍指的是什么？

专家：

七窍是指人的两只眼睛，两个鼻孔，两只耳朵，一张口；再加上前阴和后阴，就是九窍。

我们先从嘴巴来看脾胃，如果口唇没有血色、发白，并且不滋润，发干甚至脱皮。

九窍：两眼、两耳、两鼻孔、口、前阴尿道和后阴肛门。

嘉宾：

我就是这样的，嘴唇很干，喝水都不管用。

专家：

这是气血生化之源的问题，如果说口唇部没有血色，发白、发干，就说明脾有问题了。还可以从眼睛来看。

嘉宾：

眼睛跟脾虚有什么关系？不是说肝开窍于目的吗？

专家：

肝的确是开窍于目，如果肝血不足的时候，容易视物昏花，眼睛酸胀。肝血虚弱了，还是靠脾胃来滋养的。

脾是气血生化之源，如果气虚了或者气血亏虚的时候，会有眼睑下垂的症状，这是典型的中气下陷的表现，所以，有视力下降、眼睑下垂、看东西模糊的症状时，也可能是脾胃出问题了，所以这个时候也不能只靠养肝血来治疗，而是要通过调整脾胃来治疗，气血生化好了，肝也就改善了。

现在世界卫生组织发出了一个蓝色预警，是说三五年以后有可能大范围地爆发失明，这个不是危言耸听。

嘉宾：

失明啊？

唇色反映脾胃健康状况：
红润：脾胃健旺，气血充足。
淡白：脾胃虚弱，气血不足。
淡红：脾胃虚寒，气血双虚。
深红：脾胃有实热。

脾气虚损无法滋养肝血，导致眼睛易干涩疲劳。

脾气虚损，器官升举之力减弱。

专家：

对，因为手机、电脑屏幕的蓝光辐射对眼睛的伤害是不可逆的。我们经常说要爱护眼睛，首先就要从少看手机做起。

嘉宾：

我们知道了怎么从嘴巴和眼睛上看是否脾虚，接下来是哪一窍呢？

短波蓝光引起视觉疲劳增加。

专家：

我们还可以从耳朵判断。肾开窍于耳，肾是先天之本，《黄帝内经》里讲"肾气通于耳，肾和则耳能闻五音矣"，就是说肾气很好的时候，耳就能听着声音。

嘉宾：

所以现在有些人耳聋、耳鸣，医生会选择从肾论治，这是对的。

专家：

对，但是为什么会经常说气血亏虚、精血不足呢？中医上说先天之精，还得靠后天脾胃的气血濡养。所以很有可能肾虚只是表现出来的症状，根本上还是脾胃出了问题，才会导致耳聋、耳鸣。

耳聋耳鸣不能单纯从肾论治，脾胃健旺、滋养肾精方能耳聪。

有的患者自觉听力下降，自述声音听起来显得很遥远，实际上是由于气血不足导致的。针对这种情况，很多医生会选择从肾论治，因为从肾论治是大家的一种常识，但是在临床中，我们也经常会从脾胃论治。

嘉宾：

反而效果很好。

专家：

对。最后说前后二阴两窍。因为脾主运化，运化水湿，所以有时脾虚还会表现出排尿障碍。有的患者是尿失禁，还有的是尿潴留，这都是排尿出问题了。

还有一种情况是中气下陷。经常有患者被诊断为气虚，其实就是脾气虚，脾胃虚弱。这会导致中气下陷，有些患者会发生脱肛、胃下垂、子宫脱垂、眼睑下垂等，这些都是中气下陷的表现。

脾胃虚弱可导致中气下陷。

嘉宾：

器官都往下走。

专家：

对，这些用补中益气丸都是可以的。

另外，现在有很多人都有便秘的问题，便秘也分为虚的便秘和实性的便秘两种，实性的便秘是胃火大、胃蠕动减慢导致便秘，这个是实症。可以用大承气汤、调胃承气汤、小承气汤来治疗，这是完全通下的办法。

大便干结、数日不通为胃肠实热。

有的便秘是属于气虚便秘，是因为脾胃虚弱，气虚不能推动肠胃蠕动而导致的，所以需得补益。

脾胃虚弱不能推动肠蠕动也会导致便秘。

嘉宾：

那怎么办呢？

专家：

对于这种情况就要补气了，这里说的补气其实就是补脾气，通过健脾来治疗便秘。

嘉宾：

听您说了这么多，看来脾脏对人体真的是很重要了。

专家：

这就是中医上说的一句话"四季脾旺不受邪"。

嘉宾：

怎么才能做到"四季脾旺不受邪"呢？

专家：

教大家一个小方法，就通过艾灸穴位来健脾。给大家介绍两个既好找又好做的穴位，艾灸能起到很好的效果。

通过艾灸穴位能达到强健脾胃的功效。

专家：

先介绍气海穴。

艾灸气海穴：可补元气、暖脾阳。

灸法：将艾条点燃后，在距气海穴上方2~3厘米处施灸，可随热感调整距离。

嘉宾：

气海在哪儿呢？

专家：

我们都知道肚脐吧，肚脐是神阙穴，神阙穴下1.5寸就是气海穴，是元气之海。1.5寸大概

就是两个手指头横着的宽度。

嘉宾：

就对着气海穴艾灸吗？

专家：

对，现在有很多方便操作的艾灸盒，点上艾炷，对着穴位艾灸。还可以一边看电视，一边艾灸呢。

嘉宾：

这还真是什么都不耽误。

专家：

第二个穴位，是足三里穴。

嘉宾：

大家都知道这是一个养生的大穴。

专家：

对，足三里穴本身也是胃经的合穴，对胃气有生发的作用。我们有一句话叫"若要安，三里常不干"。就是说要想身体健康平安，足三里就多灸一灸。

艾灸足三里可补脾健胃，改善肠胃功能。

嘉宾：

足三里穴在哪里呢？

专家：

足三里穴也很好定位，将手掌放在同侧腿的

足三里艾灸法：每穴每次灸20分钟，以局部皮肤发红又不烧伤为度。每周1~2次。

膝关节上，将食指顺势搭在胫骨上，四指并拢，中指尖的位置就是足三里穴。

脾胃不好的时候，就可以揉一揉这个穴位，或者用艾灸灸一灸。对于比较平和的体质，天热的时候要少灸；如果有热象的时候，就不要灸。另外如果感觉到口气比较重了，可能就是灸得量太大了，就不要灸了。

重点回顾

脾虚的表现

1. 口唇发干、没有血色。
2. 视力下降、眼睑下垂。
3. 耳聋耳鸣。
4. 中气下陷，排尿障碍，气虚便秘。

艾灸穴位可强健脾胃

1. 艾灸气海穴可补元气，暖脾阳。
2. 艾灸足三里可补脾健胃，改善肠胃功能。

千年古方专治

※ 脾胃不和

我们都知道脾胃乃后天之本，脾胃对身体的健康也起着重要作用。脾胃失调、脾胃虚弱、脾胃不和等情况困扰着许多人。可是脾胃不和到底是哪里出现了问题？吃什么可以让脾胃健壮？各种养脾胃的小偏方到底哪种才是最有效的呢？今天我们就打响脾胃保护战，让脾胃健康，食欲大增。

扫描二维码
听医生为您讲解详情

北京中医药大学副教授：陈子杰

••••

陈子杰，北京中医药大学副教授，医学博士、主治医师。师从翟双庆教授、高思华教授、郭霞珍教授，现为"国医大师王玉川教授传承工作室"骨干成员、全国第五批名老中医学术继承人，主要从事《内经》的教学及相关临床、科研工作。

嘉宾：

这眼看夏天就要到了，吃冰镇西瓜、烧烤的季节也来了。但是我有时候会感觉特别容易腹胀，胃里也不舒服，甚至有的时候晚上还做噩梦。陈老师，这种情况是什么原因造成的呢？

专家：

您这是典型的脾胃不和了。

嘉宾：

经常听人说脾胃不和，好像是现代人很常见的疾病。根据您的经验，有没有什么中医的特效方是专门治这个病的呀？

专家：

我最近刚得到一个方子，刚好是针对脾胃不和治疗的。

嘉宾：

这太好了，正对症。

专家：

在《黄帝内经》中有表述说脾和胃是一对好兄弟，他们互相帮助，共同把吃进去的水谷精微进行代谢和运化。

脾胃不和，食物运化慢会引发肠胃不适。

一旦发生脾胃不和，首先脾不运化食物了，所以吃一点食物就容易饱。其次就是会出现完谷不化，也就是所谓的吃什么，拉什么。

嘉宾：

那您快给我们介绍一下针对脾胃不和的这个方子吧。

专家：

这个丸方放在今天还是比较普遍实用的。

第一味药材是焦于术，也许很多人一看就傻眼了，说没见过这个中药啊。其实，古人对于处方是有严格要求的，"焦"是指的炮制方式，所以方子上，在这味中药的旁边还专门注明了土炒，其实是为了增强白术的健运脾胃的作用。而"于"点明了这味药物是道地药材，白术以于潜地区的白术最为有名，所以叫作于白术。

第二味药材，苏芡实，也是点明了芡实是道地药材。

焦于术可增强健运脾胃功效。

嘉宾：

苏，苏州。

专家：

对，苏州所产的芡实品质是比较好的，健脾温肾效果很不错。

第三味药叫作广陈皮，这也点明了其产地，是来自于广东。

第四味药材叫作野云苓，"野"是指野生的，"云"是指的云南，也是指明了产地，因为云南野生的茯苓健脾利湿的效果比较好。

第五味药是西砂仁，中药里面一旦带"西"字的时候，一般就是指来自于国外的。砂仁以越南、

苏芡实具有健脾温肾功效。

野云苓具有健脾利湿功效。

印度尼西亚等地区生产的效果最好，因为是外来的品种，所以叫作西砂仁。

第六味药是焦枳实，消痞散结的作用更强。

焦枳实具有消痞散结功效。

第七味药是淮山药。这个"淮"是安徽省的简称，我们采用的安徽生产的山药，这也是一个比较好的山药品种。

第八味是广木香，与广陈皮一样，也采用广州产地的。

第九味药是西潞党，是产自于山西的党参，是最好的道地药材。

除此之外，还有大麦仁、炒白芍、焦神曲。将这些药物融合在一起，加以白蜜为丸，就制成了这味丸药。

一般脾胃不是一两天就受损伤的，所以，要想把它补回来也不是一两天能见效的。所谓"王道无近功"，用这个丸药可以慢慢地把脾胃功能重新给调理到正常。

嘉宾：

也就是要长期服用。

专家：

米粒大小丸剂每日早晚三十粒。

对，每早晚各吞30粒。其实30粒米粒大小的丸药，也就相当于10克左右，也就是每天吃20克。

嘉宾：

也就是小小的水丸，也比较好吞服。

专家：

对。整体观这个方子，它其实是历史上的名方，四君子汤的加减。

嘉宾：

四君子汤是参、苓、术、草，这个很有名的。

专家：

对，但我们这个方子里没有甘草，用到了党参、茯苓、白术。如果再推演一下，方子里还有一味重要的配药，就是陈皮。四君子汤加上陈皮，就变成了历史上另外一个名方，叫作异功散。参、苓、术都是健脾的药物，加上陈皮后，胃动力就加强了，这样既注重脾，又注重胃，脾胃不和的问题就可以很好的解决了，所以这个方子叫作异功散。在此基础上，又加了温胃的砂仁，消痞的枳实，行气的木香，消面食的麦芽、神曲等。这样，整个方子就非常之公允了，我个人觉得如果用这个方子做成成药给大家用，一定会有非常不错的效果。

嘉宾：

我刚才听您说到陈皮，是不是就是日常说的橘子皮呢？

专家：

对，就是橘子皮。

嘉宾：

家里老人，经常把橘皮放窗台上晾干备用，

陈皮增强胃动力。

这样是对的吗?

专家:

这样也是可以的。但是一般来说,医用的陈皮是阴干晾制的,入药的时候再切成丝就可以了。如果哪天脾胃消化不好,可以泡点陈皮茶。

另外,陈皮还有化痰的作用,如果感冒之后,咳嗽迁延难愈,每天晚上咳嗽睡不着觉,可以拿15克的陈皮泡水来止咳,效果也是很不错的,经常服用还能够有效地预防高血压,促进身体健康。但是,千万注意,不能吃新鲜的橘皮。另外,陈皮性温,气虚体燥或者是湿热体质的人最好避免饮用陈皮水,否则会对身体造成不必要的伤害。

陈皮具有健脾,化痰止咳功效。

嘉宾:

以后再有脾胃不和的症状,就可以试试您给我们推荐的这个方子。

重点回顾

古人云:胃不和,卧不安。当脾胃不和时,其实就是脾胃两个脏腑运化功能下降,从而导致一系列的身体不适。而对于治疗脾胃不和中医古方可以帮助您养护脾胃。

将焦于术、苏芡实、广陈皮、野云苓、西砂仁、焦枳实、淮山药、广木香以及健胃消食的大麦仁、西潞党、炒白芍和焦神曲,加入白蜜做成水丸,早晚各服用30粒就可以起到养脾胃的功效。

掌纹不能掌控命运，但能反映疾病

※

你一定不知道黑猩猩是没有掌纹的，长臂猿只有两条掌纹，大猩猩只有三条掌纹，而我们人类的掌纹是十分有规律的，我们有十四条线和八种异常纹，这说明我们的掌纹进化了，我们的掌纹一定有它的奥秘。如果说掌纹能够掌控我们的命运，那一定是封建迷信，但是如果说掌纹能看出我们的健康，这是神话还是科学？下面请中医药大学国医堂的专家，来为我们做解答。

扫描二维码
听医生为您讲解详情

北京中医药大学国医堂副主任医师：侯中伟

· · · ·

侯中伟，针灸学博士，副主任医师。中国针灸学会砭石、刮痧专业委员会副主任委员。幼承庭训，师从尉中民、谷世喆、高从文、金伯华、郭廷英等名家。学宗经典、主针药并用、倡杂合以治。主编《重用单穴治顽疾》等 10 余部著作。

专家：

说到掌纹，大家首先会想到什么呢？

嘉宾：

算命，看手相。

专家：

我想跟大家说的是，手纹还与健康关联。

嘉宾：

掌纹都是先天带来的，如果说疾病能跟掌纹相关，难道说一个人得什么疾病是从出生就注定的吗？

专家：

其实掌纹并不是一成不变的。我是手诊学会的指导老师，我在医院诊病或者带着学生去社区义诊，都是要看手纹的，也就是我们说的掌纹。有些朋友在患病的时候手纹会比健康的人更多、更细碎、更凌乱。

嘉宾：

这个是可以变化的。

专家：

对，比如说，一个人小时候是一种手纹；到长大成熟，生活状态比较好时，手纹也特别好；当遇到困顿的时候，压力比较大，手纹也会有相应地发生变化，而这种变化反映身体功能和病理的变化。比如心理精神因素的压力，就会在手掌某些纹线上有所反映。一般来讲，手纹是比较平直、圆润的，但精神压力比较大的时候，会出现一些干扰纹线、羽状纹、小细线或支流。同时呢，还能反映人体内的脏腑是否出现病症。

嘉宾：

身体出现病症也会体现在手上吗？

专家：

对，疾病在手纹上也会有明显的体现。所以很多人都对手纹、手诊感兴趣，但是我们一定不要落入迷信中去。

嘉宾：

没错。

专家：

要学规律、懂规律、用规律，这样才能很好地掌握健康。

嘉宾：

据说，如果一个人掌心纹乱就是操心的命。这个有科学道理吗？

专家：

我们不能简单地说掌心纹乱就是操心的命。如果说一个人的掌纹由简单、规整，变为零乱、细碎，那么在这个过程中他的身心状态必然有一个较大的变化，受到较大的影响，这时他的功能状态都有下降的表现。但是不能说通过手纹的数量和凌乱情况，就说人的命运如何，这是不可取的。

嘉宾：

机体发生了一些微弱的变化，都会在掌纹上体现出来。

专家：

确实会有的，比如说在女性中比较常见的生理期痛经的问题。痛经在手掌食指下方，拇指上方的区域会有明显的反应。首先看颜色，颜色不是红润的，而是变青了或比较暗，说明体内肝经、体内胞宫寒气凝滞、气血不畅，所以会引发痛经。

再比如说心脑血管病症，在中指下方往往会有比较特殊的纹线，如十字纹。因为相应脏器的功能薄弱了，在相应独特的位置纹线上，会反映着一些人体机能状态，所以说看手相，实际上是有密码的。

嘉宾：

就是说要正确地去看待手纹，它是可以反映出我们身体健康状况的，而不是说一条线就决定终身命运。

手掌颜色反映女性健康。

专家：

　　对，是这样。

嘉宾：

　　我们要理性看待手纹，那您有没有什么好的办法，能让我们自己调理健康、掌控健康呢？

专家：

　　在手掌上有非常多的穴位，运用手掌获得健康的方法主要有两个方面。一方面是手的整体调节，比如可以经常健手，有一个非常简单的动作就是搓手，大家可不要小看搓手这个动作，大道至简，简单中蕴含着深刻的道理，我们可以先简单搓热，还可以配合着运动，手掌的穴位得到了摩擦刺激，手掌的关节和手指得到了很好的运动，十指连心，气血运行以后全身都很好。

　　还有一方面就是可以按压一个重要的穴位，劳宫穴。劳宫穴在手掌的正中，握拳的时候，在中指和食指指缝中间的位置。它是心包经的穴位，反映人的心气，经常揉一揉对身体的健康非常有好处，可以顺时针揉，也可以简单的搓和按。每次揉完后就能感觉到心里放松了，没有那么烦躁了。这个穴位还能调理脾胃，帮助消化，对健康有很大的帮助。

简单搓手带来健康好身体。

63

经常按压手心劳宫穴有强壮心脏的作用。

重点回顾

掌纹被视为观察人身体状况的窗口，也最能敏感地反映出人体各个器官的生理、病理状况，中医大夫可以通过手掌的纹路、色泽变化来解开健康密码。

日常可以通过简单搓手来保持健康好身体；经常按压手心劳宫穴有强壮心脏的作用，还可以调理消化功能。

※ 中医名方暖手脚

天气一冷许多人出现手脚冰凉的情况，贴着暖宝宝，抱着热水袋，棉鞋、手套一样不少，可是手脚还是冷冰冰的，而且常年如此。殊不知这手脚冰凉背后的原因也没那么简单，不同原因导致的冰凉解决方法也是不一样的，下面就请北京中医药大学国医堂的专家为我们对症解决手脚冰凉的问题。

扫描二维码
听医生为您讲解详情

北京中医药大学国医堂副主任医师：高琳

· · · ·

高琳，北京中医药大学教授，主任医师，硕士研究生导师。现任方剂教研室主任，方剂课程负责人，专门从事复方配伍理论、实验及临床研究。师从北京市名老专家李庆业先生，擅长妇科、儿科等疾病的治疗。

嘉宾：

　　高老师，我一到冬天就手脚冰凉，太难受了。

专家：

　　是，尤其是很多女孩子，可能从一过了夏天之后，手指就开始觉得凉了。

嘉宾：

　　挺困扰的。这是不是阳虚的症状啊，得大补吧？得多吃羊肉、附子，还听说可以拿红花、艾叶泡脚。

专家：

附子有毒！不能乱吃。

　　你可以试试这个办法，但是我估计没用。尤其是附子是有毒的，平时可不能乱吃！

嘉宾：

　　这方法是错的吗？

专家：

羊肉红花艾叶更适合阳气虚的人群。

　　其实这个方法的确适合一些阳气虚的人，可是现在喊手脚冰凉的都是年轻的小姑娘，一般情况下不会虚到需要大补的程度。

嘉宾：

　　那您说，本身阳气不虚，但为什么又容易手脚冰凉呢？

专家：

中医上有一种说法叫作四肢禀气于阳明。

嘉宾：

这是什么意思？

专家：

就是说四肢要想温暖要靠脾胃，脾胃中的清阳之气要能够传递到四肢中来，才会让人觉得手脚暖和。那么这里就有两个问题，第一个是阳气确实不足，阳气虚到一定程度会手脚冰凉，这就是您刚才说的阳虚的问题。

嘉宾：

那就得用我刚才说的大补的方法。

专家：

对，可以用生姜煮羊肉等食疗的办法。

但是还有一种情况，阳气很充足，但是由于一些原因，导致阳气不能够很顺畅地从脾胃传达到四肢。

嘉宾：

就是我有，但是运送不出去。

专家：

对，阳气输送不到四肢，这种情况往往是肝气郁滞导致的。

四肢想要温暖要靠脾胃的清阳之气。

阳气虚→手脚冰凉→羊肉煮生姜。

肝气郁滞→阳气无法输送→手脚冰凉。

嘉宾：

　　那怎么判断我是阳气不足，还是肝气郁滞导致的手脚冰凉呢？

专家：

　　我问两个问题，你自己就明白了。

　　第一个问题，手脚冰凉时是否会觉得全身都发冷？

　　第二个问题，平常经常会容易出现疲倦、乏力的感觉吗？

阳气虚：气虚、有寒。

　　这两个问题实际上就是判断是否阳气虚的两个关键点。所谓的阳气虚，一是气虚，二是有寒。

　　第一，如果说全身都非常冷，那么可能就是有寒了。

气虚——浑身乏力——阳气不足。

　　第二，是疲倦乏力的问题，其实就是看是否有气虚的症状。气虚，也就是气不足的时候，身体不能得到充养，所以人总会觉得很疲倦。如果这两个问题都回答是的话，基本就能够判断这是阳气虚的表现。

嘉宾：

　　那像我的这种情况呢？我并不是阳气虚。

专家：

　　对，我还有三个问题，可以帮助判断你是否肝郁气滞。

　　第一个问题，是不是经常觉得心烦？

　　第二个问题，情绪紧张的时候，或者因一些事情感到焦虑的时候，会不会手脚更凉？

第三个问题，与别人吵架的时候，会不会把自己气得手脚冰凉、不想吃饭？

如果这几个问题都回答是的话，就说明阳气被郁在里面了，积在里面就容易造成心烦。

嘉宾：

这个还跟肝郁有关，是不是肝郁气滞，最后化成火了？

专家：

没错。第二个问题，就是说到肝郁加重的时候会加重手冷的症状。甚至有的时候还会出现手脚冒汗的情况。

生气→手脚冰凉→肝郁气滞→肝气犯脾→手脚冰凉加重、手心冒汗。

嘉宾：

就是冒冷汗。比如一到考试的时候就很紧张，手心一直出汗。

专家：

对，这是同样的问题。

第三个就是，跟人吵了一架不想吃饭，其实这是典型的肝郁犯脾的问题。肝气郁滞对脾气有克制，脾主运化，一旦脾的运化作用受阻，人肯定是没有食欲的。

吵架后不想吃饭是肝郁犯脾。

嘉宾：

听您说完，人体真的是非常神奇，一般我们会觉得吃不下饭是胃的问题，没想到还跟肝有关系。

为什么手脚冰凉是女性比较多见呢？好像男性手脚冰凉的情况很少见？

专家：

其实女性之所以容易肝郁脾滞，与女性的生理特点是有关系的，因为女性在生理上必然存在经、带、胎、产这几个问题。肝有两个最主要的功能一是主藏血，二是主疏泄。经、带、胎、产影响到了藏血，而藏血不足又影响到了疏泄，疏泄不及的时候，就会克制脾胃，这个时候就很容易出现肝郁脾滞。

但是男性本身没有这样的生理特点，所以血虚的情况较少。因此说，从生理上就决定了女性出现肝郁脾滞的情况比男性要多。

嘉宾：

对于手脚凉的情况有什么治疗或改善的办法吗？

专家：

有一张小方子叫四逆散，有柴胡、白芍、枳实和甘草四味药。这个方子的名字就很有意思，四就是四肢，逆就是发凉，是针对四肢发凉症状的名方。

如果肝郁脾滞的时间比较久了，这个方子能够很好地发挥功能。如果出现容易疲劳等脾虚的症状，还需要加一些补脾的药物，这时可以直接在药店买到成药，这就是我们非常熟悉的逍遥散，有些成药又叫逍遥丸。

女性生理特点导致更容易肝郁脾滞。

女性肝郁脾滞的成因：经带胎产→肝藏血不足→疏泄不及→肝郁、脾滞。

四逆散：四——四肢，逆——发凉。

肝郁脾滞导致手脚冰凉药方（四逆散）：柴胡、白芍、枳实、甘草。

嘉宾：

这个名字可真好听。

专家：

我曾经接诊过一个女孩患者，当时也是怀疑自己是阳气虚，想通过中医的方法补补阳气。这位患者除了手脚冰凉以外，还有一个非常明显的症状，就是经常会出现胁肋的胀痛，有时还伴有肚子疼或拉肚子的症状，其实这也是肝郁脾滞的表现。当时就用四逆散给她解决了手脚冰凉的问题，同时把胸胁的胀痛和腹痛腹泻等症也一并解决了，因为这两个问题其实都是由于肝郁脾滞导致的。

真实病例：女孩以为阳气虚结果是肝郁脾滞。

嘉宾：

这四逆散别看只有四味药，它的功效还是非常好的。

重点回顾

阳虚和肝气郁滞导致的手脚冰凉不能一概而论，要学会区分并对症治疗。

如果在手脚冰凉的时候伴有全身发冷或者是明显疲乏的感觉，就需警惕是阳虚导致的。可通过吃羊肉，喝姜汤等大补的方式来补充阳气。

如果在手脚冰凉的时候伴有心烦，同时情绪紧张更容易手脚冰凉，甚至与人吵架后不想吃饭，有这些症状就表明可能是肝郁气滞所导致的。肝郁脾滞导致手脚冰凉可用四逆散调理，若同时还容易疲劳，出现脾虚的症状，也可服用成药逍遥丸。

※ 拒绝冬天「冻手冻脚」

扫描二维码
听医生为您讲解详情

现在正值冬春交接之际，天气依然寒冷，很多人在这个时节都还冻得伸不出手，特别是许多年轻女性，不仅有手脚冰凉的现象，还经常会感到全身发冷，任怎么保暖也没有用，那么为何总是感觉冻手冻脚，手脚冰凉到底算不算疾病，它的根源到底是什么呢？我们究竟该怎么办呢？下面就让专家来为我们解答。

北京中医药大学国医堂副主任医师：张林

••••

张林，北京中医药大学副教授，硕士生导师，副主任医师。师从经方大家傅延龄教授，临床擅长治疗妇科疾病、皮肤疾病、儿科疾病，对失眠健忘、头晕心悸、便秘腹泻、腰痛耳鸣，以及过敏性鼻炎、高血压、糖尿病等内分泌失调疾患有较深入的研究。

嘉宾：

张老师，我每年一到天冷的季节就手脚冰凉，就算我把自己捂得像个粽子一样也没用，有的时候手特别凉，都不好意思和别人握手，这是不是一种病？

专家：

说到这个症状，可能很多女孩子都会有这样的问题。这个是要分程度来看的，如果只是偶尔的手脚凉，或者说很冷的冬天不戴手套出门，那手脚凉是非常正常的情况。但是如果手脚非常凉那可能就是病了。举一个例子，我在门诊接诊过一位女性患者，每到冬天，她就会想寻找世界上最保暖的手套和袜子，她第一次来就诊的时候戴了一双非常保暖的羽绒手套，袜子也是特别厚，她说只有这样，才会觉得手脚暖和。对于这样的患者，就可以把手脚冰凉作为一种病了。

嘉宾：

明白了，老师。您能给我们具体地说一说，中医到底是怎么看待手脚冰凉的吗？

专家：

从中医角度来看，手脚冰凉常分为三种情况。

第一个情况是我们常常会说到的阳气不足导致的手脚冰凉，这种类型在老年人群更常见，很多老人秋冬季节就觉得从腰以下都特别地凉，特别是膝盖和脚，感觉怎么都暖和不起来。除此之外，有些人可能还伴随有全身特别怕冷的症状，总是需要比别人多穿一件衣服，当我们还在穿毛衣的时候，他就已经穿棉衣了，等我们都穿上棉衣，他都已经穿上羽绒服了。对于这种情况，我们认为是纯粹的阳虚。

第二种情况是这个人的阳气并不虚，但是他的阳气都被拘在里头，不能达到四肢的末端。举个例子，我有一个学生，他平常就会有手脚凉的问题，所以接诊的时候都不敢为患者诊脉，因为他手指指尖非常凉，所以他给患者摸脉的时候总是会被患者提醒说这个小大夫你手这么凉，得给自己调理一下呀，他自己也觉得十分尴尬，但是他平时并不怕冷，穿的也没有比别人多，这种情况就是典型的阳气郁滞所导致的。

中医认为手脚冰凉还可能是由于阳气郁滞导致。

第三种情况在女性中更常见一些，这种类型的患者除了手脚凉之外，还容易痛经，月经的量比较小，这种情况一般是血虚导致的，我们把这种情况叫作血虚寒厥。

以上这些是最常见的三种情况。

中医认为女性属阴，更容易出现寒证。

嘉宾：

针对这些不同手脚冰凉的类型，您能教我们一些对抗的方法吗？

专家：

不论是哪一种的情况，共同的解决方法就是锻炼。比如说跑跑步，老年人可以散散步或打打太极拳，让身体的阳气能够升起来。中医上会说"动则生阳"，对于老年人而言，尤其是阳气虚的老年人，多散散步可以让整个身体的阳气升起来。对于女孩子而言，可以练练瑜伽，既能保持身形优美，也能使阳气得以升发。

嘉宾：

　　张老师，我特别喜欢游泳，您觉得这是一项对调动阳气来说很好的运动吗？

专家：

　　这是一个很好的问题。我在临床上也曾经遇到女性患者特别喜欢游泳，尤其在听说游泳有减肥的作用后，坚持游了近一年，结果体重非但没有减轻，反而越来越胖了。这是因为水是属于阴性，对于体质偏寒的人而言，游泳起不到很好的锻炼或减肥效果，反而会使身体产生一些水湿的问题。所以如果本身就属于容易手脚凉的体质，最好不要采取这样的锻炼方式。

身体偏寒的人并不适宜游泳运动。

嘉宾：

　　确实是，每次我在游泳之前要做很久的心理准备才能下水，因为觉得太冷了。我知道中医有很多方法能让身体变得暖起来，您可以推荐几个小妙招给我们吗？

专家：

　　其实中医的观念就是让我们把养生运用到日常的生活中，所以我觉得其实最好的方法就是要简便易行的。

嘉宾：

　　没错。

专家：

　　泡脚是一个非常好的方法，泡脚的时候注意几点，第一就是泡的时间。一般来讲，需要泡到 20 分钟以上才能有作用，通常可以到 30 分钟，但是也不要时间过长。如果超过 40 分钟的话，有的时候因为出汗太多，可能会导致虚脱。第二，要控制好温度，水可以稍微温热一些，40℃为宜。第三，对于一些本身手脚就特别凉的人，在泡的时候可以加一些温热的药材，比如生姜或者花椒，泡完之后浑身会有暖融融的感觉。

泡脚是一种缓解手脚冰凉十分有效而且简单的方式，有助于促进末梢血液循环，驱散寒意。

　　另外还有一个很好的方法，大家平时在家里可以做一做艾灸。很多容易手脚凉的女孩子，或者有痛经症状的女孩子，往往会觉得小腹部冷，经常用艾灸的方法会有非常不错的效果。

艾灸属阳，借助灸火的温和热力和药物的作用，通过经络的传导，起到温通气血、透达经络的作用。

　　灸的时候要注意灸的时长。一般先从 5 分钟开始，然后再逐渐地增加时长。

嘉宾：

　　那我们灸哪些部位呢？

专家：

　　一般常灸的穴位是神阙穴，也就是肚脐的位置，还有就是神阙往下的关元穴或气海穴，还有足三里穴可以艾灸一下。

嘉宾：

如果我认不准穴位怎么办？

专家：

这个没关系，因为我们不是做针灸。用艾灸的话，可以说平时觉得哪个部位特别得凉都可以灸一灸。但是艾灸需要注意一点，最好在艾灸前后都喝一杯温水，这样做可以防止灸完之后出现上火的症状。

艾灸前后喝杯温水，可以预防上火症状。

中医给你的生活小妙招

77

重点回顾

中医认为，大多数的手脚冰凉是由于阳虚体质所致，如果在添置保暖衣物之后手脚仍旧感觉寒意，就应该注意自己是不是属于阳虚体质了，除了阳虚之外，手脚冰凉还可能是由于阳气郁滞所致，患者往往有全身怕冷的表现，而且手指尖温度最低，另外在有手脚冰凉一般以女性更多，许多女性在手脚冰凉的同时还伴随着痛经、月经量少等问题。这往往是由于血虚之后又受寒引起的血虚寒厥。

对抗手脚冰凉第一招：要进行适当的锻炼，因为运动可以促进血液循环。患者可以通过散步、慢跑、瑜伽等运动进行全方位的锻炼。

对抗手脚冰凉第二招：温热水泡脚不仅可以促进末梢血液循环，加些生姜、花椒，还有驱散寒意的功效。

对抗手脚冰凉第三招：艾灸法，艾灸属阳，可以起到温通气血、透达经络的作用，对于肢体寒冷有很好的调节作用。

※ 晕车时候用这几招

扫描二维码
听医生为您讲解详情

　　曾梦想仗剑走天涯，没想到晕车、晕船、晕飞机，没去成！晕车时胃里翻江倒海、头晕恶心，不仅身体难受，更影响整个出行的心情。有什么方法可以防止晕车呢？听说出现头晕、恶心、胸闷的症状，按几个穴位就能快速缓解，它们都在哪呢？如何缓解晕车后的不适感，今天就和您讲讲治疗晕车的小窍门。

北京中医药大学副教授：姚斌彬

••••

　　姚斌彬，北京中医药大学副教授，针灸推拿专业博士，主治医师。针灸推拿学院推拿教研室教师。师承北京中医药大学于天源教授，从事推拿学科的教学、临床、科研、科普等工作。研究方向为推拿镇痛机制的研究及推拿手法虚拟现实展现形式的研究。

嘉宾：

我前两天出去玩，本来挺高兴的，但被晕车影响心情了。大巴车一开车我就恶心、想吐。吃点晕车药吧，吃完了就胃疼，姚老师，是不是这个药不适合我呀？

专家：

对，因为晕车药分为很多种，人的体质也分为很多种，所以如果长期或者不恰当地服用晕车药，可能会对身体造成一些不良的影响。

长期不恰当的服用晕车药可能会引起身体不适。

嘉宾：

老师，如果我不吃晕车药的话，晕车难受的时候该怎么办呢？

专家：

其实从中医来看，缓解晕车也有一些简单的小方法。

嘉宾：

那您快给我们讲讲吧！

专家：

那就先从晕车的症状讲起，晕车包括头晕、恶心这样一些比较复杂的症状，所以中医在处理的时候，首先是以点穴的方法为主。

中医用点穴的方法缓解晕车症状。

嘉宾：

结合不同的症状点穴。

点按合谷穴时应有酸胀的感觉。

揉膻中穴可缓解恶心的症状，顺时针揉膻中穴，具有宽胸理气的功效。

点揉太阳穴、头维穴可缓解头晕的症状。

专家：

对。比如像恶心，可以选取合谷穴，一手放在被点的手的外侧，大拇指弯曲放在合谷穴，垂直向下。点到能感到略微地酸胀既可，同时配合几次深呼吸，这样恶心的症状很快就能缓解。

还可以揉膻中穴，在胸口正中央的位置，用食指和中指环旋地揉动。这个手法具有宽胸理气的作用，这样能明显地缓解恶心的症状。

如果出现头晕症状的话，另外两个穴位效果会更好，一个是太阳穴，用食指、中指绕圈点揉一分钟左右，力度以略感酸胀为宜。还有一个穴位是头维穴，在前发际鬓角的位置，也就是前发际与鬓角的交点。同样用食指、中指点揉一分钟左右。一般来讲，针对头晕，点揉这两个穴位就够了。

嘉宾：

那姚老师，如果我既有头晕又有恶心的症状，是不是这四个穴位一起按效果会更好？

专家：

对，看具体症状的时候要分主次。如果是头晕的症状比较重的话就先揉头上的两个穴；如果是恶心的症状比较重的话，就先揉手上的合谷穴和胸前的膻中穴，但建议四个穴位都要揉一揉。

嘉宾：

老师，如果我害怕头晕，想上车前就预防一下，也可以揉这些穴位吗？

缓解晕车方法：恶心，点按合谷穴、膻中穴；头晕，点按太阳穴、头维穴。

专家：

　　如果知道自己有晕车的问题，可以准备一个小香囊来提前预防。

嘉宾：

　　香囊里面装什么呢?

专家：

　　其实就是装点橘子皮。可别小看了橘子皮，在中药里它是入药的，炮制之后又叫作陈皮。取新鲜的橘子皮，装入香囊中，在上车之前，或者晕车的时候拿出来闻一闻。之所以装在小香囊里，一是防止橘子皮把手上粘得过于黏腻，另一方面随身携带的时候也很美观。

　　但是要注意的是，如果这种眩晕发作得比较频繁，而且不仅仅是在坐车的时候有头晕、恶心的症状，还是需要到医院去做详细的检查，排除一些相关的疾病，比如前庭功能障碍、梅尼埃综合征、耳石症等，这些头晕通过闻橘子皮是缓解不了的，要对症治疗才行。

上车前闻一闻橘子皮可预防晕车。

频繁的眩晕要到医院做检查。

重点回顾

　　中医用点穴的方法缓解晕车症状。如果在乘车时有恶心、呕吐的感觉，可点按合谷穴、膻中穴，同时配合深呼吸，具有宽胸理气的作用；感到头晕时可用食指和中指一起点揉太阳穴、头维穴，点按时要有酸胀的感觉，这样可以缓解头晕的症状。

　　长期不恰当的服用晕车药，可能会对身体造成不良反应。上车前闻一闻橘子皮可预防晕车。若是频繁的眩晕要到医院做检查。

妙用感冒药

※ 解痒痒

扫描二维码
听医生为您讲解详情

痒！痒！痒！瘙痒之苦相信大家都有体会，而且往往越挠越痒，越痒越挠。这里也要提示您，皮肤瘙痒的时候用力抓挠有可能损伤皮肤，倘若用力过度还会引起皮炎，所以说皮肤痒的时候千万别乱挠，从中医的角度来看，这些痒也有不同的原因，今天专家就带您一起认清原因，帮您止痒！

北京中医药大学国医堂副主任医师：高琳

••••

高琳，北京中医药大学教授，主任医师，硕士研究生导师。现任方剂教研室主任，方剂课程负责人，专门从事复方配伍理论、实验及临床研究。师从北京市中医专家李庆业先生，擅长妇科、儿科等疾病的治疗。

嘉宾：

最近有一个问题困扰我，就是痒。一痒起来就睡不着觉，而且特别难受。很多人告诉我要忌口，我现在把鱼、肉、蛋、奶几乎全戒了，只吃素。但结果还是痒。

专家：

这种痒应该是我们平常最常见的，因过敏引起的瘙痒。

嘉宾：

这种过敏有什么特点吗？或者说什么样的人群容易过敏呢？

专家：

一般是皮肤抵抗力比较弱的人。这样的人群面部皮肤会比较薄，有的时候可能会有红血丝；尤其是脸部皮肤比较敏感时，擦护肤品的时候会有刺痛感，这些都是皮肤的抵抗力比较弱的表现。

皮肤抵抗力弱的人容易过敏、皮肤痒。

有的时候身边走过一个喷有香水的人，就会引起打喷嚏，这也是一种敏感，只不过没有表现在皮肤上，而是呼吸道的敏感表现。

闻香水打喷嚏也是过敏反应。

嘉宾：

其实都有一些诱发的因素。

专家：

对，你抓住了关键点。给大家举一个例子，

我们曾接诊过一位患者，他是起风疹，来门诊的时候他的衣领、袖口都扣得很严实。我问他说最近怎么样了？他说好像没什么变化，不信大夫你看看，把袖口一打开，眼看着这个疹子就出来了。

嘉宾：

　　这么敏感。

专家：

　　对，非常敏感。我问他你是不是没有忌口啊。这患者说，大夫我不能再忌口了，我现在主要吃的东西只有两种，西红柿炒鸡蛋和炒圆白菜。这还能再怎么忌呀？总不能把这两样都忌了！我说实在没有办法，你去查个过敏原吧。之后是一个很巧合的事情，他查了过敏原发现自己是对圆白菜过敏。

　　所以我们说任何食物都可能引起过敏。

嘉宾：

　　高老师，您能不能先把我的问题解决了，我现在是越听越觉得痒了。

专家：

　　其实中医里面有一些思维，特别适合解释这些问题。中医讲外感六淫之邪，比如说感冒受寒了，是外感六淫之邪里的寒邪，那对于这种外邪，中医有一个驱除的办法，就是外来的邪气，也要从外而解。

任何食物都可能引起过敏。

怎么办呢？我要用一些解表的药，把邪气通过发汗的办法驱出去。

过敏→外邪导
致→发汗解表
→驱除外邪→
止痒。

嘉宾：

那我这个问题应该吃点什么药呢？这个疹子一起来就特别痒，还越挠越多。

专家：

我们首先需要辨别疹子的寒热问题。

嘉宾：

这个怎么辨别呢？

专家：

辨别寒热从它的发病季节就可以看出来，如果是天气热了之后，风疹团或者是荨麻疹发作比较明显，往往可能是由于热邪的刺激引起的，它偏热的情况就比较多，这种疹子是偏红的颜色，一般来讲，颜色越红其热性越重。这种时候呢，我们会给患者推荐一些既有解表又有清热作用的药物，比如像防风通圣散。

相反的，如果天凉的时候发病，而且疹子的颜色偏白，说明这是一个偏寒性的问题。一般来讲，颜色偏红热性疹子的比较多见。

热性过敏痒：
热天发作，疹
子发红。用寒
凉的药物清热
解表，如防风
通圣散。
寒性过敏痒：
冷天发作，疹
子发白。用温
热的解表药物
祛邪止痒，如
荆防败毒散。

嘉宾：

偏寒性的疹子应该吃什么药呢？

专家：

　　偏寒性的疹子就要用偏温性的药，我们有一个治疗皮疹的非常好用的方子，就是荆防败毒散。可以根据医生的处方煎汤药吃，效果是非常好的。如果不行的话，还可以用一些辛温解表的药物暂时替代一下，也能够起到一定的治疗效果。

嘉宾：

　　平时一听说败毒，都认为毒和热是相关的。没想到毒和寒还可以结合在一起。

专家：

　　对，这只是说邪气的问题，所以我们不能完全从名字上来判断一种药物的寒热。我给你讲一个特别的病例，我也是拿这个败毒散来治疗的一个小朋友，这个小朋友的妈妈带着他来看病，说这孩子特别喜欢荡秋千，到了冬天，每次出去荡秋千，两只手一抓住秋千两侧的铁链子，就开始起，很多白色的疹子，并且从手上蔓延到胳膊，十分瘙痒。

嘉宾：

　　这还挺恐怖的。

专家：

　　其实这是一个很快的过敏反应。因为冬天铁链子特别凉，皮肤受寒冷刺激后很快起很多疹子。虽然听起来会觉得很恐怖，其实这只是特别平常的现象，并不是一个特别严重的疾病。像有些孩子偏热的时候也会有这样的情况，比如给孩子用稍微热一点的水洗澡的时候，有些孩子也会马上起疹子，也是非常常见的。我们在这时候只需要针对寒热不同选对药物就可以，但这个过程中其实是体现了同一种思路，就是利用发汗解表的办法来驱除邪气。

嘉宾：

　　高老师，我有的时候会觉得眼睛特别痒，这也是一种过敏的症状吗？

专家：

　　也是的。

嘉宾：

　　我也吃点荆防败毒散就可以了吗？因为这也是痒嘛。

专家：

　　这句话只对了一半。因为痒都是属于受了风邪引起的，既然是风邪，也是属于我们刚才说的过敏的范围。我来问你，你的眼睛是不是会很红？

嘉宾：

　　对，会有红血丝。

专家：

　　如果眼睛发红呢，就要参照我们刚才的说法，越红热越重。

嘉宾：

红和热是相关的。

专家：

所以说，就不能再用偏温性的荆防败毒散了，而是应该换一种药物。中医说肝开窍于目，所以你的这种情况在治疗的时候，需要选择一些与肝有关系的药物。

嘉宾：

那可以选择什么药？

专家：

其实有一个小方子可以用，叫桑菊饮，像桑菊感冒颗粒就是桑菊饮的一个配方。这个方子一方面可以疏风散邪；另一方面，里面的桑叶和菊花其实是两味非常关键的药物，桑叶可以清肝热，菊花可以清肝、明目，这两味药既能够入肝经，又能够清热，还能够疏散，就把偏于温热的过敏的问题给解决了。

嘉宾：

所以说感冒药也不一定必须感冒的时候才可以吃。

专家：

对。

重点回顾

　　许多无法忍受的痒都和皮肤的过敏有关，皮肤敏感的人或者身体状态不太好的人就容易发生各种过敏。

　　过敏导致的痒辨别寒热后可通过口服药物来治疗。

　　热天发作的过敏：皮肤起红色疹子，属于热性的过敏，用寒凉的药物清热解表，如防风通圣散。

　　冷天发作的过敏：疹子呈白色，属于寒性的过敏，用温热的解表药物祛邪止痒，如荆防败毒散。

减肥好方法，中医告诉您

※

扫描二维码
听医生为您讲解详情

在这个以瘦为美的时代，为了拥有一副窈窕的优美线条，好多女性除了运动外，不惜节食甚至抽脂来减肥，这些方法有时候或许有效，但往往会给身体带来很大的危害。如何才能健康的减肥呢？下面就让中医专家告诉你，先要知道你是哪种肥胖，才能对症下药减肥成功。

北京中医药大学国医堂副主任医师：田昕

••••

田昕，医学博士，副教授，副主任医师，硕士研究生导师。北京中医药大学优秀主讲教师，主持国家自然科学基金等多项课题，发表学术论文 40 余篇，主编多部科普书籍。师从于全国名老中医杨积武教授，临床行医近 20 年，擅长治疗冠心病、月经病、不孕不育等。尤擅长睑板腺囊肿、玻璃体混浊等眼病。

嘉宾：

　　减肥是每位女性毕生的事业，俗话说一白遮百丑，一胖毁所有，但减肥实在是太难了。

专家：

你都用过什么减肥方法？

嘉宾：

　　方法可多了，有人说唱歌可以减肥，我就饿着肚子唱一些摇滚歌曲。还有看恐怖电影，害怕紧张地出一身冷汗，据说也能起减肥的效果。

专家：

　　看恐怖电影估计减不了肥，反而睡不着觉了。你说的这些方法其实都是大家流传的，不一定有效不说，看上去还都有点自虐的倾向。

　　经常饿着肚子对心理也是一种摧残，而且，虽然空腹，但胃还在继续分泌消化液，这样时间久了会得溃疡病的。

　　要减肥之前首先得明白，肥胖是从哪儿来的，是什么原因胖起来的，这样就可以有针对性地、科学地减肥了。

嘉宾：

　　胖子还有分类吗？

专家：

　　当然了。在临床中很多肥胖的人，大体上属

肥胖也可以分类，比较多见的原因有痰湿型肥胖和湿热型肥胖。

水胖子典型表现
1. 坚持少吃却不见瘦。
2. 总感觉困倦，饭后更明显。
3. 感觉睡不醒，白天乏力。
4. 肚子四周赘肉明显。
5. 大便不成形或便秘。

于两种胖子，第一种，我叫他"水胖子"；第二种，我叫他"油胖子"。

嘉宾：

这个还能分出"水胖子""油胖子"，肥胖的人胖的不全是肉吗？怎么能区分开呢？

专家：

从症状上来分，大家可以对号入座看一下自己是哪种类型的肥胖。"水胖子"的第一个特点就是坚持少吃却不见瘦。好多女性都说，喝口凉水都长肉，我已经吃得很少了，甚至都晚上不吃饭了，我怎么还长肉啊？

嘉宾：

这样的人还挺多的。

专家：

第二点，总感觉困倦，饭后更明显。

第三点，总感觉睡不醒，或者睡觉不解乏。白天特别困倦、乏力，头脑不清楚。

嘉宾：

怎么睡都睡不醒。

专家：

对。第四点，肚子四周赘肉比较明显。

第五点，就是日常的排泄，大便不成形、粘马桶，或者会出现便秘。

有以上这些特点的人，我都称为"水胖子"。

嘉宾：

这些是水胖子的特点，那么油胖子呢？油胖子几个字一听就感觉腻得慌。

专家：

对，"油胖子"的"腻"表现在很多方面。

第一点，这类人群的舌苔是比较腻的，舌苔厚腻并且发黄，尤其是舌苔发黄反映了中医上说的湿热的体质。很多人觉得自己舌苔厚腻，就会有刷舌苔的习惯，其实这是个特别不好的习惯。首先看中医之前不要刷舌苔，因为会影响医生判断；其次，舌苔即使刷了还会再长，所以其实没有刷的必要。舌苔厚腻是身体内在的问题，需要用药去调，身体调节好了，舌苔厚腻的情况自然就没有了。

第二，眼睛的分泌物特别多，早上起来可能糊的眼睛都睁不开了，这种情况也是一种湿热的表现。

第三，经常出汗，出汗也分因为热才出的实性的汗和气虚不固的虚汗。举个例子，当用茶杯装热水的时候，热气蒸发到盖子上，上面会出现一些水蒸气，这个就像是油胖子的热性的出汗。

第四个特点，大油头、大油脸，头发也比较稀疏。

第五点，大便特别黏腻。

第六点，毛孔粗大，少数人还会出现酒糟鼻或湿疹等问题。

油胖子典型表现：
1. 舌苔厚腻发黄。
2. 眼屎多。
3. 爱出汗。
4. 大油头大油脸。
5. 大便黏腻。
6. 毛孔粗大。
7. 少数人有酒糟鼻和湿疹。

两者在本质上的区别可以归纳为：从中医角度，水胖子属于痰湿体质，油胖子属于湿热的体质。

嘉宾：

针对不同类型的肥胖，减肥的方法应该也是不一样吧？

专家：

茯苓：平性、健脾祛湿。

对，第一种水胖子一般是脾虚才生了很多的湿，尤其是腹部肥胖的人，脾虚的症状比较明显，痰湿比较重。对这种情况我给大家推荐茯苓，大家都知道老北京有种小点心，叫茯苓饼，是用茯苓磨成粉之后做成的小食品。茯苓是平性的，既不上火也不伤阳气，能够健脾祛湿。

陈皮不是普通橘子皮。

再给大家推荐一味中药，陈皮。

嘉宾：

这个我知道，就是把吃完橘肉的橘子皮晾干就是陈皮。

专家：

你只说对了一半，陈皮是用橘子皮炮制的，但并不是简单地晾干就可以。之所以叫陈皮，就是要用陈年的橘子皮。因为时间长了，里面的有效成分才能得到比较好的积累，含量才会高。

茯苓陈皮煮水可减痰湿型肥胖。

这两味药其实非常常见，我们可以每天用十克的茯苓、十克的陈皮煮水喝，喝一天都可以。需要注意的是，一定要煮不能只用热水冲泡，因为只冲泡很难溶出药中的有效成分。

嘉宾：

这是对于水胖子，那油胖子呢？

专家：

油胖子就必须得用重一点的药了，剂量也要稍微大一点。因为油胖子的治疗是针对湿热的，而湿热在中医里是一个不太好治的证型。中药里也有好多清热利湿的药，我选择了几个可以泡茶的，而且口味放在一起容易被人所接受，效果也还挺好的。

嘉宾：

口味很重要。

专家：

对，第一味是豆蔻，能够芳香化湿，味道闻起来挺香的，用热水冲泡，有醒脾的作用。

第二味是菊花，以清热为主，也可以舒肝明目。

第三味是山楂，这味药其实是这个茶方的主力，这里用的山楂一定是生山楂。

豆蔻：芳香化湿。

菊花：清热、舒肝明目。

嘉宾：

可是山楂不是开胃的吗？

专家：

山楂的不同制品的作用其实是不一样的。生山楂能够降脂、活血；炒山楂或焦山楂才有开胃的作用。用生山楂泡水，是能够把有效成分泡出来的。

生山楂降脂活血，炒山楂、焦山楂开胃。

嘉宾：

这个比较少见。

专家：

第四味药是佩兰，它跟豆蔻都具有化湿醒脾的作用。

以上这四味药放在一起，既能够用热水冲泡，也可以煎煮；功效都比较好，既能够祛湿，也兼顾了清热。

豆蔻、菊花、生山楂、佩兰泡水有利于湿热肥胖。

重点回顾

肥胖比较多见的有痰湿型肥胖和湿热型肥胖两种。

痰湿型肥胖，又称"水胖子"，典型表现为：

1. 坚持少吃却不见瘦。

2. 总感觉困倦，饭后更明显。

3. 感觉睡不醒，白天乏力。

4. 肚子四周赘肉明显。

5. 大便不成形或便秘。

痰湿型水胖子可以用茯苓加陈皮煮水去除痰湿，煮水有利于有效成分析出，泡水作用较小，坚持喝一段时间就可以减重。

湿热型肥胖，又称"油胖子"，典型表现为：

1. 苔厚腻发黄。

2. 眼屎多。

3. 爱出汗。

4. 大油头、大油脸。

5. 大便黏腻。

6. 毛孔粗大。

7. 少数人有酒糟鼻和湿疹。

湿热型的油胖子可以用豆蔻、菊花、生山楂、佩兰一起泡水。

化疗之毒
中医来解
※

扫描二维码
听医生为您讲解详情

众所周知，化疗会给患者带来诸多副作用，化疗药物常不分敌我，在攻击肿瘤细胞的同时，也对我们体内的胃肠道细胞、毛囊细胞和造血细胞等形成伤害，因此化疗后常见的毒副作用就是呕吐、腹泻、脱发、贫血和抵抗力低下等，很多患者因为不能忍受化疗的痛苦，而选择放弃治疗，其实化疗之毒中医可解。在化疗期间究竟应该怎样调理，才能减轻患者痛苦，弥补副作用，帮助患者顺利进行化疗呢？中医专家马上为您解答。

北京中医药大学教授：张春荣

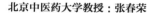

张春荣，北京中医药大学教授，主任医师。临床主攻癌症的治疗，具有较丰富的经验。对增生、结节，发挥"治未病"的优势，防患于未然。对术后、放疗、化疗者，减少病痛、提高生活质量、延长存活期等方面有较深入研究。

嘉宾：

我们今天聊一聊癌症治疗过程中不可或缺的一部分，就是化疗前后的调理问题。现在癌症发病率是很高的，很多患者需要动手术将肿瘤切除，但手术后还得接受化学药物治疗，这是为什么呢？

专家：

因为手术只是从形态学上把肿瘤切除了，但是癌细胞并没有完全消除。所以需要化学药物配合治疗来达到杀死癌细胞的目的。但不管是全身性的化疗，或是局部的介入治疗，化学药物在杀死癌细胞的同时，也会杀伤正常的组织细胞，尤其对人体血液中的白细胞、红细胞、血小板等有很大程度的破坏，所以化疗其实对人体造成了很大的损害。

嘉宾：

化疗对身体主要有哪些损害呢？

专家：

化疗的损害主要表现在五个方面。

第一，化疗后引发低烧，一般就是 37.5℃左右的低烧。

第二，没有食欲，容易恶心、呕吐。

第三，脱发。

化疗后带来的
伤害：
1. 低烧；
2. 恶心、呕吐、没食欲；
3. 脱发；
4. 瘀血；
5. 白细胞降低。

嘉宾：

这个有时在电视里会看到，一些患白血病的小朋友会戴顶帽子。

专家：

第四，有瘀血、肢体麻，肢体末端的手指甲、脚指甲发黑。

第五，白细胞明显地下降。白细胞是免疫功能的基础，就好比是打仗时身体的兵源，血液中的白细胞的数值若低于 4×10^9/L，身体免疫功能会明显下降，表现出浑身没劲，特别容易生病的症状。若是降到 2×10^9/L，就不能继续化疗，需要马上注射升白针，待白细胞数值升到正常范围，才可以考虑是否继续进行化疗。但是这种白细胞数值的上升往往是不稳定的，过几天又会下降。

嘉宾：

针对这些症状，中医有什么好办法吗？

专家：

化疗后为什么低烧，为什么容易瘀血，为什么白细胞数值降低，其实都是因为伤阴导致，气血运行变差。

首先，先解决低烧的问题，化疗后的低烧其实是极度阴虚内热的表现。化疗后的低烧一般是37.5℃左右，而且傍晚开始发烧，早晨又会稍微降温，这是属于典型的阴虚发热。

这时候千万不要采用吃发汗药发汗退烧的办法，中医讲汗血同源，越出汗越伤阴血，阴血越伤，退烧就越困难，所以这时候需要用滋阴清热的办法来慢慢地退烧。

化疗后反复低烧是由于伤阴血导致阴虚发烧。

化疗后的低烧不能采用发汗治疗，应滋阴退热。

青蒿鳖甲汤：青蒿、鳖甲、知母、生地、丹皮。主治：夜热早凉，热退无汗。

鳖甲有滋阴退热，软坚散结的功效。可用于阴虚潮热、盗汗、热病后期抽搐、腹部肿块等。

嘉宾：

具体用什么方法呢？

专家：

有个方子叫**青蒿鳖甲汤**，采用青蒿、鳖甲、知母、生地、丹皮等中药，主治阴虚发热、夜热早凉、热退无汗。其中鳖甲就是甲鱼的甲背。

嘉宾：

这个鳖甲特点是什么？

专家：

鳖甲能够滋阴潜阳，退虚热，还可以使肿块缩小，另外，还能帮助控制肿瘤、消灭癌细胞。鳖甲作为君药，是必须要用的，一般用 15 克或 20 克左右。由于鳖甲很硬，煮药的时候需要先煎 20 分钟左右，再放入其他药一同煎制。

嘉宾：

低烧的问题解决了，接下来再解决什么问题呢？

专家：

第二，解决白细胞数量降低的问题。一旦血液中白细胞的数量低于 $4×10^9$/L，身体就会比较虚弱，甚至说话的力气都没有了。这时候必须想办法提高血液中的白细胞数量了。

嘉宾：

　　针对这种情况，也有中药药方可以用吗？

专家：

　　有几个方子可以用的。第一个方子叫作四物汤，包含当归、川芎、芍药、熟地，是补血的名方。

　　如果觉得身体乏力，可以用四君子汤来补气，四君子汤包含党参、白术、茯苓、甘草。

　　如果想气血双补，就把四物汤和四君子汤合起来用，这也是一个名方，叫作八珍汤。

嘉宾：

　　四物汤与四君子汤合起来就叫八珍汤。

专家：

　　对，这样可以气血双补，但是力量可能还是不足。

嘉宾：

　　还是不够？那怎么办呀？

专家：

　　可以加上由驴皮熬制的胶，补血非常好。

嘉宾：

　　是阿胶？

专家：

　　对，阿胶能补血，配合着八珍汤，能提高血

四物汤：白芍药、当归、熟地黄、川芎，有补血活血的功效。

四君子汤：党参、白术、茯苓、甘草，有益气健脾的功效。

阿胶是血肉有情之品，补血之圣药。

细胞的数量。除此之外，阿胶还有止血的功效。比如，肺癌患者有时候会咯血，服用阿胶既可止血又可补血。所以，针对化疗后白细胞数量降低的情况，阿胶是必用之品。

嘉宾：

我们都知道，化疗引起反胃的情况比较常见，针对这种情况，中医有没有好办法呢？

专家：

化疗会引起胃气上逆，表现为恶心、呕吐，对于这种情况，也有推荐的药方：香砂六君子汤。党参、白术、茯苓、甘草这四君子，加上陈皮、半夏，就叫六君；再加木香、砂仁，就是香砂六君子汤，具有健脾气、降胃气、促进开胃进食的功效。

嘉宾：

木香和砂仁？

专家：

木香是治疗胃胀满的，砂仁可以降逆止呕，除此之外还可以加少量生姜，因为生姜是止呕圣药。一般的反胃，恶心，用香砂六君子汤就会有很好的效果。如果有烦躁的时候，还可以加点竹茹，有清热、除烦的功效。

嘉宾：

那止吐了，就能有食欲了吗？

香砂六君子汤：党参、白术、茯苓、甘草、陈皮、半夏、木香、砂仁。有健脾气、降胃气、开胃进食的功效。

专家：

要增进食欲，可以用焦三仙，即焦山楂、焦麦芽、焦神曲，或者也可配合炒鸡内金同食，服用三五天，胃气即可恢复。

嘉宾：

脱发的问题中医也能解决吗？

专家：

中医上讲，发为血之余，脱发是肾阴虚、血虚的一个表现，治疗脱发可以用六味地黄丸加阿胶。

嘉宾：

六味地黄丸，我们知道是补肾的。

专家：

对，熟地、山药、山萸、泽泻、茯苓、丹皮，能够补肾阴。采用这个方子时，除了重用熟地之外，还可以再加些阿胶，可以提升补肾阴和补血的功效。一般来讲，一两个月头发就能慢慢长出来一些。

最大的问题，也是恢复比较慢的是化疗以后的瘀血问题，可能手指和脚趾由于血流不畅的缘故都发黑了。

嘉宾：

这个时候可以用什么药呢？

化疗后血虚导致血液运行不畅，应注重活血化瘀。

专家：

这时候在补血的同时，还需要用活血化瘀的药物。在临床上会经常采用桃红四物汤的方子，当归、川芎、芍药、熟地，再加点桃仁、红花，即为桃红四物汤。清朝末年王清任，在桃红四物汤的基础上又加了黄芪和地龙，取黄芪补气、地龙补气活血的功效。

重点回顾

化疗是用化学药物将癌细胞毒死，但同时会对机体产生副作用，从中医角度说就是耗气伤阴、灼伤阴血，导致气血两虚，而放疗使用高能射线攻击局部肿瘤，但同时也会烧伤正常部位，同时引起恶心、呕吐、白细胞降低等症状。对于化疗引起的各种不适，中医有相应的调理方法。

1. 化疗后发热是阴虚发热，治疗上选用养阴透热的方法。可采用青蒿鳖甲汤。

2. 针对白细胞降低的症状，可用四物汤或四君子汤，也可将四物与四君子合起来，为八珍汤，配上阿胶可气血双补。

3. 针对化疗后脾胃损伤的症状，可用香砂六君子汤：党参、白术、茯苓、甘草、陈皮、半夏、木香、砂仁。也可略加生姜，止吐功效更好，加竹茹，有清热除烦的功效。

4. 针对化疗后脱发的症状，应重视滋阴补肾养血。采用六味地黄，可重用熟地，再加阿胶以增强补肾阴、补血功效。

5. 针对四肢末端瘀血的症状，需用活血化瘀并配合补血，可用桃红四物汤。

三叉神经痛
中医有疗法
※

三叉神经痛，号称天下第一痛，它发作起来疼痛难忍，对患者的生活造成了严重的影响，那么三叉神经痛发病的原因是什么？它和牙痛有着怎样的区别？中医针灸治疗三叉神经痛有什么特点？针灸的效果究竟如何？那么多穴位到底该扎哪些？让我们带着这些问题来次科学探索吧！

扫描二维码
听医生为您讲解详情

北京中医药大学国医堂中医门诊部主任医师：马惠芳

• • • •

马惠芳，北京中医药大学教授，医学博士，硕士生导师，主任医师。现任针灸基础系主任，《针灸医籍选》教研室主任。师承针灸泰斗张吉、李学武、李学成、唐玉秀。临床善于针药并用治疗眼科疾病、神经系统及内科系统疾病。

嘉宾：

什么痛才是天下第一痛？有人说是女人生孩子，但这只局限于女人；有人说是牙疼，所谓"牙疼不是病，疼起来真要命"，但有人说这也不算是最痛的；现在有一种痛叫三叉神经痛，据说是最痛的，今天就让马老师来给我们讲讲三叉神经痛是怎么回事！

专家：

中医上，三叉神经痛又叫面痛，一般多发于40岁以上的女性，而且还好发于面部右侧，平常毫无征兆，发病比较突然，感觉如刀割、火烧样的疼，有时还像电击一般，堪称"天下第一痛"。

嘉宾：

马老师，三叉神经痛具体是哪儿疼呢？

专家：

三叉神经痛的部位是在脸部，最上面的叫眼支，支配眼部；中间的叫上颌支，支配面部，到上牙部位；下面的叫下颌支。

嘉宾：

可见这三叉神经挺重要的，脸上的重要器官全都归它管。您刚才说到其中一个三叉神经痛分叉在下颌部位，这里离牙齿特别近，那么它跟牙疼怎么分辨呢？

专家：

主要从两方面来辨别：一是疼痛持续时间的长短，二是疼痛的程度。牙痛，持续时间较长，痛感不强烈，隐隐作痛。而三叉神经痛的痛感非常剧烈，且持续时间较短。另外，三叉神经痛有一个地方叫扳机点，一般在口角、牙龈、面颊部和眉毛等处，只要一碰这些地方就疼，患者不敢刷牙、洗脸，甚至连吃饭都没勇气。

嘉宾：

女生画眉毛也会疼。那么为什么会有那么多人有三叉神经痛，而有些人却不痛，导致这种痛的原因究竟是什么？

专家：

中医认为三叉神经痛主要跟外邪侵袭、情绪变化和外伤碰撞等有关。据此，三叉神经痛可辨证分型为风寒型、肝火上炎型、气滞血瘀型三种。

嘉宾：

中医临床上是怎么治疗的？

专家：

主要采用针灸疗法，它的镇痛止痛作用是其一大优势。您听说过针刺镇痛、针刺麻醉吧？那么用针灸治疗三叉神经痛其疗效就更不用说了，它的止痛效果会更好。

牙痛与三叉神经痛的区别：牙痛疼痛时间长，隐隐作痛，无规律；三叉神经痛疼痛时间短，疼痛剧烈，扳机点。

三叉神经痛的原因：一是外邪侵袭，二是情绪变化，三是外伤碰撞。

三叉神经痛中医辨证分型：风寒型、肝火上炎型、气滞血瘀型。

止痛是针灸的优势。

根据中医分型取远端穴位针灸。

嘉宾：

人全身有那么多穴位，三叉神经痛应该扎哪儿呢？

专家：

一般采取局部扎针法，即扎疼痛的部位；也可根据患者体质证型取远端穴位针灸，再配合局部扎针一起治疗。

嘉宾：

远端的穴位不在脸上吗？

专家：

不在脸上。这就是中医中经络的作用，脸疼扎胳膊、腿或肚子。

嘉宾：

扎这么远的穴位居然能治疗脸上的疼痛。您快给我们介绍一下主要扎哪些穴位？

专家：

局部穴位扎针法，先扎上关穴，如果脸部下边的两个上下颌支部位疼痛，可在颧髎穴、下关穴、颊车穴、地仓穴、四白穴等位置扎针，也可以远端选穴，比如风寒型体质，一般取曲池穴、大椎穴。

另外也可采用放血疗法，比如风寒型体质，可放大椎的血；肝火上炎型体质，可放腿上的阳陵泉穴的血，还有足三里穴、太冲穴、行间穴等。

风寒型取曲池穴、大椎穴。肝火上炎型取阳陵泉穴、足三里穴、太冲穴、行间穴。

嘉宾：

穴位都是在腿或脚上？

专家：

对，这就是通过辨证治疗的病因所在。

嘉宾：

同时也足以见出中医经络的神奇所在。

专家：

对，气滞血瘀型可以取背部的血会膈俞穴和血海穴。

嘉宾：

这些穴位是一扎上立即有效还是需要扎一段时间才能好呢？

专家：

一般需要 2~3 个疗程，差不多一个月的时间，但基本上扎第一次，疼痛就能减轻很多，起效快。

我曾有位患者，扎了一次后晚上就能睡觉了，连续扎一个星期以后，疼痛的发作次数明显减少，接着又治疗了一个多月，病治愈了。半年之后对他做了一个随访，他告诉我，自上次治愈后基本没再疼过，唯独被他儿子气疼过一次，说明情绪对该病的影响也非常重要。在对这位患者进行临床治疗的过程中，我们除了用毫针之外还用了电针。

嘉宾：

　　中医的医用器材一般和电没什么关系吧？

专家：

　　目前中医临床上专门有一种电针仪，是扎上针以后再接上电源进行治疗的仪器。

　　具体操作是：先打开仪器电源开关，选用三叉神经痛的波形（主要有连续波、疏密波和断续波）疏密波，再对针进行消毒，随后扎在手三里、足三里、合谷三处，可能会有点酸麻胀感，再把这个针接上电源，选择低档位，慢慢地能感觉到扎针处像有两个小心脏在蹦跳一样。

电针治疗三叉神经痛。

嘉宾：

　　太神奇了！这实际上是一种将传统手段和现代科技手段相结合的治疗方法。

重点回顾

　　1. 三叉神经痛称为"天下第一痛"，它和牙痛的区别在于：它发作突然，疼痛剧烈，时间短，轻触或刺激扳机点可激发疼痛发作，扳机点多发生在上下唇部、胡须处、上下颊部、眉毛等处，由此点开始疼痛可立即扩散到其他部位，因此患者要避免触碰扳机点。

　　2. 三叉神经痛的主要原因：外邪侵袭、情绪变化和外伤碰撞。

　　3. 三叉神经痛的辨证分型：风寒、肝火上炎、气滞血瘀三种。

　　4. 三叉神经的治疗：主要运用针灸方法，最大的优点就是止痛效果又快又好，还可以采用远端选穴的方法，选取后背腿部不同经络上的重要穴位，同时在针灸过程中结合电针其治疗效果会更好。

天气转凉「心疼」您的心 ※

北风起，天转寒，这天气除了让人冷得直缩手外，冠心病患者也开始提心吊胆，生怕心梗突发。冬天是心脑血管疾病高发的季节，尤其心绞痛的发病率更甚，为什么一到天冷心梗就会高发？有没有什么好的办法来治疗冠心病呢？中医是如何调理冠心病、预防心梗的呢？下面就请专家为我们带来答案吧！

扫描二维码
听医生为您讲解详情

北京中医药大学国医堂副主任医师：白俊杰

••••

白俊杰，博士，副教授，副主任医师，国医大师王玉川名医工作站成员。师从翟双庆教授，主要依据《黄帝内经》中相关理论认识临床中药配伍禁忌，重点对十八反、十九畏用药配伍开展了较为深入的研究。参编中医医药康养类著作 12 部。在急症医学方面主要专注于不稳定性心绞痛、缺血性心肌病、冠脉狭窄、高脂血症、高血压的诊疗；在中医内科方面，主要专注于呼吸系统、消化系统、神经、血液及免疫系统的诊疗工作。

嘉宾：

现在心脑血管患者越来越多了。

专家：

对，患者除了既往的过度劳累因素，可能与天气也有关系。秋冬季节是心脑血管疾病高发的季节，对于冠心病患者来说，冬季往往被描述成杀手。

嘉宾：

冬季杀手冠心病到底是怎么发生的呢？

专家：

因为气温低时人体内血流的速度会变慢，而较低的气温还会导致血管收缩、痉挛，从而诱发心脑血管疾病。而冠心病主要就是因为冠状动脉的狭窄导致了供血不足，低温下血管的收缩也使血液与心肌之间的循环供氧不能够提供有效的营养支持和血液支持，从而导致心肌出现闭塞性疾病。我们都知道古代有一位很出名的美人叫西施，从史书的描述来看，西施很可能就患有心脏病，或者说是冠心病。她经常皱着眉头，可能就是因为心绞痛。

嘉宾：

那中医是怎么看待冠心病的呢？

专家：

《黄帝内经》里对冠心病有相应的记载，比如

天冷导致血流变慢、血管收缩，痉挛易诱发心脑血管疾病。

真心痛、心病指的就是冠心病、心绞痛。其记载的症状与西医对冠心病的描述是非常相似的。

嘉宾：

从中医来说，冠心病是如何患病的呢？

专家：

刚才介绍了冠心病的发病原理，虽然很简单，但也是由多种因素导致的。一是情志因素，长期的紧张、焦虑容易导致冠心病；二是体质因素，经常食用肥甘厚腻的食物容易导致冠心病；第三，过度劳累也是一个重要因素。这些都是构成冠心病的主要基础因素。

中医认为患冠心病的主要因素：情志因素、体质因素、劳累因素。

嘉宾：

中医有什么好的方法，可以预防或者治疗冠心病吗？

专家：

中药治疗其实有很多的特色优势，比如香附、丹参、川芎这三味中药对冠心病、心绞痛的预防和治疗发挥着重要的作用，也是中医临床针对此症常用的三味中药。其实在日常生活中，还可以把这几味药代茶饮，用于保健预防。

冠心病日常保健可适量饮用香附、丹参、川芎代茶饮。

嘉宾：

三种药物各自的功效是什么呢？

香附可缓解紧张情绪，保持血管放松状态。

丹参可去心火有凉血作用。

川芎止痛，可缓解心绞痛及头痛症状。

专家：

香附的主要作用就是行气，另外还有个更重要的作用是解郁。因为很多人是由于情绪的因素导致心脏病的发作，香附能够解郁，消除和缓解人紧张的情绪，让血管保持放松的状态，不至于因情绪因素导致血管持续地加重收缩，这是香附区别于其他中药的一个突出特点。

丹参对心火等热性病有良好的凉血的作用。

川芎可以止痛，因为很多冠心病患者除了会有心绞痛之外，往往还会头痛。川芎除了能缓解心绞痛的症状以外，还可以在很大程度上缓解头痛。

嘉宾：

白老师，像您说的这三味药是针对不同种类的心脏病的，如果自己在家泡水喝的时候，是三味药一起泡，还是针对病症泡某一种喝呢？

专家：

在使用的过程当中，每个人可以根据自己自身的特点来选择药物的偏重。如果需要解郁的作用多一些，就把香附的用量加多一些；如果主要考虑心绞痛或头疼的症状的时候，就可以选择川芎多加一些。

嘉宾：

天气慢慢转凉的时候，冠心病患者应该注意一些什么呢？

专家：

生活中，最重要的要注意清淡饮食，同时，不要吃得过饱。

另外因为天气冷的原因，一定要注意保暖，尤其是手足的保暖。我们在了解心脏病患者病史的过程中发现，一些患者在生活中经常用凉水洗菜、洗衣服，凉水对肢体远端的微小血管的刺激会导致血管的收缩，从而引发冠心病、心绞痛。

嘉宾：

受冷的刺激还是一个很重要的诱因。

专家：

对。

嘉宾：

在生活中，有哪些小妙招可以提前预防冠心病的发生呢？

专家：

其实在天气转凉的秋冬季节，北方常见的山楂就是很好的选择，山楂又叫红果，能消除脾胃里蕴含的湿热，助消化，还能活血、降低血脂，并有止痛的功效。

嘉宾：

这山楂怎么吃呢？直接生吃的话也太酸了。

冠心病患者冬季不宜吃过饱。

注意手脚保暖，尽量避免冷水刺激。

山楂功效：活血、降血脂。

专家：

　　今天给大家推荐一个名小吃，叫炒红果，又好看又好吃。

嘉宾：

　　具体怎么做呢？

专家：

　　将山楂从中间剥开，去核、去根蒂。如此处理二十颗左右，放入一个微波炉能够使用的容器，撒入适量冰糖。微波炉选择中火或者大火，10~15分钟。糖和山楂都能化开了，口感酸酸甜甜的，很好吃。

116

重点回顾

　　天气寒冷会导致血流速度减慢，血管收缩痉挛，从而诱发冠心病患者心梗的发生。

　　在中医看来，冠心病主要与情志、体质和疲劳状态有关。香附、丹参和川芎是中医治疗冠心病的常用药。

　　冠心病患者冬季不宜吃过饱，应注意手脚保暖、尽量避免冷水刺激。日常可食用山楂用以活血、降血脂。

一个方法解决

※ 胃难题

不少人都有胃炎，往往五年、十年、二十年不能治愈，老胃病比比皆是，但是有多少人又真的了解它，很多时候人们都不够重视胃炎，不疼就不治，疼了才着急，这些都是误区。俗话说，胃病三分治七分养，为何有的人胃不舒服喝点热水就能缓解，而有的人会疼起来痛苦不堪，生活中我们忽视了什么细节，从而引发了更严重的疾病！今天我们就说说胃里那些事儿，打响胃的保卫战。

扫描二维码
听医生为您讲解详情

北京中医药大学国医堂主任医师：赵琰

∙∙∙∙

赵琰，北京中医药大学主任医师，教授、博导。主要伤寒论、金匮要略研究。国家第三批"万人计划"领军人才，全国第四批优秀中医人才。1987年开始中医科班学习，1995年师从老年病专家周文泉教授开始中医临床工作。"燕京刘氏伤寒学派"负责人王庆国教授、"中医体质学／中医男科学"创始人王琦国医大师入室弟子；获得"岐黄中医药传承发展奖"。

胃病分很多种，
治疗因人而异。

慢性胃炎不及
时治疗会引发
多种疾病。

炎症→溃疡→
出血→贫血。

嘉宾：

赵老师，一提到现在最常见的病，我就想起来胃病，电视广告也有很多与胃相关的。而且俗语说"十人九胃"，胃病真的是一种最常见又难治的病吗？

专家：

是的，胃病可以说是临床上的常见病、多发病。胃病是俗称，它其实包括临床上的很多疾病，如急性胃炎、慢性胃炎、胃溃疡、十二指肠溃疡、胃下垂、胃肿瘤等。其中慢性胃炎是最为常见的。

嘉宾：

据说慢性胃炎如果不及时治疗可能会引发更严重的后果，是这样吗？

专家：

是的，所谓的慢性胃炎，其实就是急性的胃黏膜损伤没有及时治愈而造成的。如果得了慢性胃炎，还没有得到重视并尽快治疗的话，它会由慢性胃炎慢慢发展成溃疡，造成出血，甚至贫血，更加严重的，发展成胃癌也是有可能的。

嘉宾：

我有时候吃完饭后就不太舒服，或者吃很少就不想吃了，还有打嗝、反酸的情况，这是不是也是慢性胃炎的一种表现呢？

专家：

得胃病的原因主要有两个，第一个是和饮食有关，饮食没有节制或是吃得不清洁、不卫生是引起胃病的重要原因。第二个重要的原因，是情绪的因素，如紧张、有压力等。

嘉宾：

确实有些人越是压力大的时候就越能吃，吃完后容易胃不舒服。

专家：

吃完了却坐着不动，胃里的食物像一个疙瘩一样堵住，必定不舒服。俗话说胃病得三分治七分养，得了胃病能不能治好，自我控制和预防很关键。

首先要注意的第一条，就是要防止病从口入。

对于日常吃的食物，中医古籍中也有所论述。《素问·生气通天论》中提出五味太过对人体脏腑的损伤。"味过于酸，肝气以津，脾气乃绝；味过于咸，大骨气劳，短肌，心气抑；味过于甘，心气喘满，色黑，肾气不衡；味过于苦，脾气不濡，胃气乃厚；味过于辛，筋脉沮弛，精神乃央。是故谨和五味，骨正筋柔，气血以流，腠理以密，如是则骨气以精，谨道如法，长有天命。"故饮食均衡非常重要，酸甜苦辣咸五味，哪一个吃得太过了都不好。

嘉宾：

看来胃病全是吃出来的，只要控制好饮食，

就能从根本上解决问题。

防止胃病二：病从心生，紧张情绪影响胃部运化从而产生不适。

专家：

　　你说得很对，还有第二条需要注意的，是防止病由心生。情绪对于胃的影响非常大，忧思伤脾，暴怒伤肝又横逆犯胃。生活中我们经常会听到人说，被气得吃不下饭去；还有些人每天思虑过重，压力较大，这些都是造成胃病、胃痛的因素。

嘉宾：

　　明白了，就是只注意饮食还不行，还得保持一个好心情。

专家：

　　对。

嘉宾：

　　赵老师，经常听人说得了十年、二十年的老胃病，得了胃病是不是很难治愈？

专家：

　　其实胃病是能够治愈的，打响胃的保卫战要做好饮食的"加减法"。

嘉宾：

　　这"加减法"是指什么呢？

专家：

　　加法是指要健运脾胃，把胃养好。日常生活中有很多食物都有很好的健运脾胃的作用，比如小米、五谷、莲子、薏仁、扁豆、山楂、麦芽、板栗、山药等，可以用来熬粥、煲汤，对胃有很好的调养作用。

嘉宾：

　　加法做完了，减法怎么做呢?

专家：

　　减法就是说要减轻肠胃的负担。尽量避免食用生冷的、硬的这类会增加肠胃负担的食物，不要暴饮暴食。

嘉宾：

　　脾胃不好的，还是多喝点汤、粥这类比较容易吸收的食物。

专家：

　　对，另外还有一点需要特别提醒一下大家，如果是煮杂粮粥，需根据个人状况食用，因杂粮、豆类不太容易消化，脾胃虚弱的人吃多了反而会增加肠胃负担。若是一般肠胃较弱的人，可以食用煮得软烂一些的杂粮粥；如果脾胃很虚弱，可以只喝汤，而减少杂粮的摄入。

嘉宾：

　　这是个好办法。老师，养胃有代茶饮一类的

减轻肠胃负担有助于胃部保养。

脾胃虚弱的人建议喝米汤。

办法可以用吗?

专家:

当然有了,我给大家介绍一个可以自制的小茶包。

茶包中装焦三仙。焦三仙是常用药材,指的是焦山楂、焦麦芽和焦神曲,这三味药均有良好的消积化滞功能,但又有各自不同的特点。中医认为,山楂炒焦后的酸性减弱、苦味增强,用于治疗肉食积滞、胃脘胀满、泻痢腹痛等;焦麦芽具有健脾和胃、疏肝化滞之功效;焦神曲可以健脾和胃、消食调中。三药合用能明显地增强脾胃运化功能。

嘉宾:

这个焦三仙怎么制作呢?

专家:

焦三仙可以直接在药店买到成品,也可以自己制作,很简单。将三味药以 1 : 1 : 1 的比例混合,用粉碎机研磨碎后装在茶包里,每包装 10 克左右。另外,茶包还可以根据个人情况再进行调整,如果受凉了,可以在茶包中加些姜;如果吃多了,可以加点陈皮。

嘉宾:

这个茶包每天泡一包就可以了吗?

养胃茶包:焦山楂、焦麦芽、焦神曲,三者打磨成粉,装包。

专家：

　　这个根据个人情况，一个茶包大概泡三四杯就没有味道了，每天喝两三包都是没有问题的，可以健脾助消化。

重点回顾

　　胃是一个脆弱的脏器，胃病是临床上的常见病，多种原因可导致胃病。

　　首先，进食过冷、过热、过硬的食物，暴饮暴食，饮用烈酒、浓茶、浓咖啡等都可能导致胃黏膜炎性病变，从而加重急慢性胃炎、胃溃疡病的发生。

　　其次，精神长期焦虑紧张也可以使胃肠功能紊乱，胃黏膜血管收缩，胃酸和胃蛋白酶分泌过多，导致胃炎和胃溃疡的发生。

　　第三，过度劳累，三餐饮食不定，会引起胃肠供血不足，胃黏膜分泌失调也会导致胃病加重。

　　在患有胃炎以后，胃更加需要格外养护，日常可以通过做好饮食加减法保养胃部。

　　小米、五谷、薏仁、扁豆、山楂、麦芽、板栗、山药等有健运脾胃的作用，可适当多吃。

　　生冷难消化的食物要少吃。

　　可用焦山楂、焦麦芽、焦神曲做成的养胃茶给胃部做滋养。

中医帮您解决

※慢性胃炎的困扰

扫描二维码
听医生为您讲解详情

得了慢性胃炎的患者，经常被胃部反酸、胃胀、胃部绞痛、恶心反胃等症状反复折磨，特别痛苦。很多患者在得了慢性胃炎后，并没有足够的重视，常常疼了就吃药，不疼就不吃药，这是治标而不治本的，而且如果生活中不注意保护胃，慢性胃炎会一步步加重，出现萎缩性胃炎、胃溃疡、胃黏膜肥厚症等，这都属于胃癌的癌前疾病。不要等到拖成重病方觉后悔，那么中医在治疗慢性胃炎上有什么好的方法呢？下面就给大家介绍保护胃黏膜的一些小妙招。

北京中医药大学教授：王彤

••••

王彤，医学博士，教授，中医基础理论专业博士生导师。国家级名老中医、首都国医名师尉中民教授学术经验继承人。国家级名老中医尉中民教授传承工作室负责人，中华中医药学会中医妇科分会委员。临床擅长辨病与辨证结合治疗内科和妇科多发病及常见病。

嘉宾：

王老师，听说有人得了胃炎，经常复发，就是俗称的老胃病。如果胃病经常复发是不是容易得胃癌？

专家：

慢性胃炎是有一定的概率会发展成胃癌的，慢性胃炎发展到胃癌要经过五个过程。

第一个过程是慢性浅表性胃炎，第二个过程发展为慢性萎缩性胃炎；第三个过程是肠上皮化生，再发展就是不典型增生，最后会发展成胃癌。

慢性胃炎有一定概率会发展成胃癌。

慢性胃炎到胃癌发展过程：浅表性胃炎 → 萎缩性胃炎 → 肠上皮化生 → 不典型增生 → 胃癌。

嘉宾：

有一些老胃病患者，明明已经治好了，为什么还会反复发作？难道这个病没有治愈的方法吗？

专家：

因为慢性胃炎的影响因素特别多，或者说其发病因素很多，一般来说，与细菌、病毒感染有关系。

慢性胃炎反复发作的主要因素：细菌感染、刺激性饮食、胆管反流、情志影响、环境影响。

嘉宾：

大家都知道，有种幽门螺旋杆菌，就是感染胃肠道的。

专家：

对。还有一些因素，比如长时间的服用咖啡、浓茶、碳酸饮料等刺激性的饮食；或者有些患者患有胆炎，造成胆管反流，刺激胃黏膜，所以会形成胃炎。另外，情志因素，还有环境因素如气候变化、环境变化也会影响胃部神经，造成胃蠕动功能变化，从而形成胃炎。

嘉宾：

老师，中医会把常见的胃炎分哪几种类型呢？

专家：

中医在胃炎的辨证论治方面，通常将其分为寒、热、虚、实四个不同的类型。

最常见一般是脾胃虚弱型胃炎，患者胃脘部出现经常性的隐隐的疼痛、无食欲、便溏或是泄泻，长时间后还会出现面色萎黄、神疲倦怠的情况。

中医把慢性胃炎分为寒、热、虚、实四种类型。

嘉宾：

这种情况确实比较常见。

专家：

第二种类型是实证多见的类型，比如说肝气不舒畅影响到脾。

嘉宾：

是情志因素吧？

专家：

对，情志变化的时候出现脘腹的不舒服，同时还有口渴、口干、口苦、呃逆、嗳气的症状，我们将此称为肝胃不和证。

第三种类型是脾胃虚寒型。患者经常出现胃

脘部的冷痛，喜欢食用热的食物来缓解胃痛，平时也特别容易怕冷。

最后一种类型，热的表现是脘腹部出现特别热的灼痛感，还会有反酸、口渴、大便干的症状。这类型分为两种情况，一种是属于肝郁胃热，属于实证范畴的实热类型，还有一种属于胃阴不足的虚热，比如说舌红少苔的。

嘉宾：

明白了，原来有这四种类型。那么针对这四种不同的类型，中医有哪些不同的治疗方法呢？

专家：

中医辨证论治是分型论治的，但是以上类型都属于胃黏膜损伤，或者说是胃黏膜病变。治疗这种慢性胃炎，主要以香砂六君子汤为主，固护胃气、保护胃黏膜，然后再根据寒、热、虚、实不同的情况来加减用药。

> 中医治疗慢性胃炎以香砂六君子汤为主，用以固护胃气、保护胃黏膜；再结合不同证型，加减用药。

嘉宾：

所以说，胃炎还是要辨别清楚具体类型，针对治疗才可以。王老师，慢性胃炎的患者，饮食方面是不是应该特别注意，哪些应该吃？哪些不应该吃？

专家：

有俗语称胃病是三分靠治，七分靠养，所以

说胃的养护是非常重要的，尤其是饮食非常关键。中医特别讲究饮食搭配合理，或者说膳食平衡。五谷为养，五畜为益，五菜为充，五果为助，其中最重要的就是五谷为养。因谷物是非常好的健脾食物，可以通过谷物保证脾胃的功能和顺，脾胃和顺后所有的病症都会得到缓解。

另外，甘温之品对胃有益。如高蛋白的食品，或者小米、板栗等都是甘温之品，是健脾胃非常好的食品。而胃不喜欢的就是苦寒碍胃之品，黄芩、大黄、冰片等苦寒碍胃的药也要尽量避免。

慢性胃炎患者不宜吃苦寒碍胃的食物和药物。

嘉宾：

老师，您刚才说要注意保护胃黏膜，有没有什么小妙招可以帮助我们保护胃黏膜呢？

专家：

给大家推荐一个适合于所有的寒热虚实类型的，比较平和的药膳方子——黄芪山药瘦肉粥。

嘉宾：

黄芪和山药听着都是好东西。

专家：

炙黄芪可以健脾益气，对胃黏膜有保护性的作用。山药既能健脾又能补肾，是非常好的药食同源的食品。瘦猪肉是高蛋白食品，还可以补中气。用黄芪、山药、瘦肉熬粥比较适合大众的，寒热虚实患者都可以吃。

炙黄芪健脾益气，山药健脾补肾。黄芪山药瘦肉粥是平补之品，适合各类型胃炎患者。

嘉宾：

这道药膳中各成分的用量应该是多少呢？

专家：

炙黄芪、山药、瘦猪肉每样 100 克煮粥就可以了。

重点回顾

从慢性胃炎发展到胃癌的五个过程，分别为慢性浅表性胃炎、慢性萎缩性胃炎、肠上皮化生、不典型增生和胃癌。胃癌的发生有很多种原因，与胃炎病史长短和严重程度都有关。

慢性胃炎反复发作主要受细菌感染、刺激性饮食、胆管反流、情志、环境等因素影响。

中医把慢性胃炎分为虚实寒热四种类型。胃脘部隐痛、无食欲、便溏、面色萎黄、神疲倦怠属于脾胃虚弱型。脘腹不畅、口干、口苦、呃逆、嗳气属于肝胃不和型。胃脘部冷痛、喜吃热食、怕冷属于脾胃虚寒型。脘腹灼痛、反酸、口渴、大便干属于胃热型，其又分为肝郁胃热、胃阴不足两种类型。

中医治疗慢性胃炎常用香砂六君子汤为主以固护胃气、保护胃黏膜，再针对具体证型加减用药分别治疗。

慢性胃炎重在养护，需平衡膳食，均食五谷，不食苦寒碍胃的食物和药物。炙黄芪健脾益气，山药健脾补肾。慢性胃炎患者日常可煮黄芪山药瘦肉粥用以养胃。

肾功能不全者如何远离尿毒症

※

扫描二维码
听医生为您讲解详情

很多患者一旦查出肾功能不全，就感觉像被判了死刑一样，生怕哪天从肾功能不全发展成为尿毒症。患者尝试的每一次治疗，都是为了避免走上透析之路，可是当希望变成失望到最后的绝望，肾功能不全的患者，不仅身体上备受痛苦，心理上也同样遭受了无尽的折磨。那得了肾功能不全就一定会发展成为尿毒症吗？这个进程真的无法被阻止吗？今天就请中医专家为我们讲讲肾功能不全患者如何远离尿毒症。

北京中医药大学国医堂副主任医师：孙晓光

• • • •

孙晓光，北京中医药大学副教授，硕士生导师，副主任医师。全国第五批名老中医彭建中教授学术继承人，赵绍琴名家研究室主要成员。对历代中医名家学术思想有较为深入的研究，中医理论功底深厚，擅治各类慢性肾病、妇科疑难杂症、内分泌和消化系统疾病，以及亚健康状态的调理。

嘉宾：

近年来，肾功能不全突然成为发病率很高的疾病，而且它症状不明显，特别容易被忽视，很多人就是由肾功能不全慢慢发展成了肾功能衰竭甚至尿毒症，最终失去了生命。

肾功能不全在发生、发展的过程中都有什么症状吗？

专家：

肾功能不全相对来讲是属于肾功能衰竭的早期阶段。

一开始的症状以倦怠乏力、腰酸为主，还会出现泡沫尿或者轻微的浮肿等症状。

中末期会出现多系统的症状，比如会出现肾性贫血；患者因为代谢不掉毒素，嘴里有氨味或尿素的味道，恶心呕吐等消化系统的症状；由于胃肠道的毒素蓄积，还会出现高磷低钙，皮肤瘙痒，骨关节的退行性病变，或由于低钙引起的抽搐；另外中枢神经系统和周围神经系统也会表现出一些症状。

肾功能不全症状表现
早期：倦怠乏力，腰酸，泡沫尿，轻微浮肿。
中晚期：肾性贫血、口臭、恶心、呕吐、皮肤瘙痒、骨关节退行性病变、抽搐，神经系统也会受损。

嘉宾：

这么多症状都会出现吗？有哪几种是比较常见的症状呢？

专家：

比较常见的症状有皮肤瘙痒，恶心呕吐等。

嘉宾：

肾功能不全一定会发展成尿毒症吗？

专家：

不是，很多患者的病情都是可以很好地控制的。所以即使是出现了肾功能不全，也不要过分担心，更不要盲目地接受不规范的治疗。

滥用药物是导致肾病损害加重的最严重的问题，不仅不能解决问题，可能还会加重病情。

嘉宾：

对，很多药可能还有损伤。

专家：

中医认为肾脏病是多系统的疾病，在很早以前，就有中医认为，肾脏和大肠有关。近几年研究表明，肠道中的毒素除了通过肠肝循环外，还可以通过肠肾循环被肾脏重吸收，因此通腑排毒法在中医里也是用得非常多的。

嘉宾：

得了肾功能不全还能治愈吗？有什么好的治疗办法吗？

专家：

这也是临床上经常会有患者问到的问题。肾功能不全的诱因较多，有一些因素是可以逆转的。比如因肾结石、肾积水而导致的肾功能不全，只

不是所有的肾功能不全的患者都会发展成尿毒症。

滥用药物对肾功能不全患者危害大。

通腑排毒法可排出肠道毒素，有利于肾功能不全患者。

要把肾结石、肾积水的问题解决了，患者的肾脏功能是完全可以恢复的。

我有一位患者患有多囊肾，多囊肾往往和遗传有关。患者的家族里，兄妹五人中有三人都因多囊肾出现肾功能不全。其中比较严重的一位，很早就过世了；还有一位因治疗过程中不能严格遵照忌口的要求，已经接受了两年多的透析治疗。我的这位患者八年前来就诊时，血肌酐达到了六百多，同时还有浮肿、喘憋、皮肤瘙痒等症状。通过中医疗法，在最近四五年间，她的血肌酐水平一直控制在三百以下，而且患者的生活质量也未曾降低，甚至还可以从事轻体力活动。

多囊肾和家族遗传有关。

嘉宾：

那基本生活是没问题的了。

专家：

对，所以说不要一提到肾功能不全，就觉得马上就要发展到尿毒症了，担惊受怕。其实如果管理得好，有很多患者的预后还是很不错的。

至于说能不能完全停药，能不能完全逆转，这可能是很多人关心的问题。实际上，有相当一部分患者的病情是不可逆转的，我们只能延缓病情发展。在我们的病例记录里，有二三十年都将病情控制得很好的患者，这位患者从六十岁开始接受中医治疗，现在八十多岁了，他除了每天喝两顿汤药，其他的和别人没区别。从远期来讲，他也能够和正常人一样生活，或者说安度晚年是没有问题的。

肾功能不全不要怕，治疗得当预后佳。

有些肾功能不全不可逆转，但可延缓疾病发展进程。

嘉宾：

　　明白了，所以说就是按部就班地接受治疗，其实可以延缓疾病的发展。

专家：

　　是这样。

嘉宾：

　　那如果我们得了肾功能不全，在生活中应该要注意些什么呢？

积极的心态对肾功能不全的患者有好处。

专家：

　　我认为首先要有一个积极的心态，而且不光是患者本人，整个家庭都要有一个良好的心态，让患者心情愉快起来。

嘉宾：

　　没错，不能整日担惊受怕的。

肾功能不全患者要注意控制好原发疾病。
肾功能不全的患者生活中要注意：合理膳食、作息规律、避免劳累、适量运动。
肾功能不全的患者不要乱用抗生素、止疼药。

专家：

　　对，其次就是要控制其他的原发病，比如说，同时患有糖尿病的患者要注意控制好血糖；高血压患者要控制好血压，还要控制好尿酸等指标。

　　第三点，要有合理的膳食，要有规律的作息，适量的运动；不要过度劳累，但是也不能够完全不运动。

　　已经肾功能不全的患者特别要注意有一些药物的禁忌，不要随便地使用抗生素或止疼药，这些都是很危险的。有一些中药也会有肾毒性，这点也需得到我们的重视，所以对慢性肾功能不全的患者来说，用药要更为谨慎。

另外饮食上还需注意低盐饮食；在能够合理吸收的情况下，根据个人体质补充蛋白质。在蔬菜的选择方面，对于还未出现血钾升高的肾功能不全早期阶段患者而言，除了中医说的发物，如韭菜、茴香、生葱、生蒜等有刺激性的蔬菜应尽量避免外，大部分的蔬菜都还可以正常食用。但肾功能不全后期出现血钾升高的情况，则需要强调低钾饮食，对酱油、茶叶、绿叶菜、香蕉等含钾高的蔬菜、水果都应控制摄入量。

一些肾功能不全患者不宜吃刺激性蔬菜。

重点回顾

肾功能不全是肾功能衰竭的早期阶段，临床的症状表现为四肢倦怠、腰酸、身体浮肿、恶心呕吐、皮肤瘙痒等。严重者还会出现神经系统的损害。有些肾功能不全不可逆转，但注意生活习惯和配合治疗可延缓疾病发展进程。也不是所有的肾功能不全的患者都会发展成尿毒症。

肾功能不全若保养和治疗得当也可以得到较好的预后。

1. 要保持积极愉快的心态。

2. 注意控制好糖尿病、高血压、高尿酸等原发疾病。

3. 不乱用抗生素、止疼药，不滥用药物。

4. 合理膳食、作息规律、避免劳累、适量运动。

5. 部分肾功能不全患者不宜吃刺激性蔬菜。

6. 若肾功能不全后期血钾升高，需强调低钾饮食。

慢性结肠炎——肠癌的报警信号

扫描二维码
听医生为您讲解详情

得了慢性结肠炎真是有说不出的苦，有时腹泻不止连门都不敢出，有时又会长时间便秘，如此这般反复真是痛不欲生，在中医看来慢性结肠炎在急性期、慢性期、缓解期都有不同的表现，治疗起来也要辨证施治，究竟该怎样治疗，中医又有什么治疗方法？得了慢性结肠炎又该如何饮食？下面就请专家为我们一一解答。

北京中医药大学教授：杨桢

· · · ·

杨桢，主任医师，教授，北京市"李庆业名老中医工作室"学术经验第一传承人，中华中医药学会方剂分会副主任委员。硕士师从于北京中医药大学方剂学专家李庆业，继承其中药和针灸并举联合治疗内科杂病、妇科疾病的独特方法。博士师从于黑龙江中医药大学副校长、黑龙江省名医李冀教授，传承其内科疾病尤其是脾胃病的治疗经验。擅长治疗消化系统疾病，心脑血管病和老年病，呼吸系统疾病，皮肤科疾病等；对风湿性关节炎、类风湿性关节炎也有较丰富的经验。

嘉宾：

　　杨老师，最近听到一种说法，得了结肠炎久而久之就会诱发结肠癌，是真的吗？

专家：

　　这个首先需要清楚什么叫结肠炎。结肠炎好发于横、降结肠中，一般通过肠镜检查，可以看到肠壁上面有一个个的溃疡点、出血点，还有伪膜一样的脓点，再往下可以刺激到直肠，这时就会有大便的窘迫感，所以就会经常想要排便。

　　慢性结肠炎一般分为溃疡性结肠炎、缺血性结肠炎和伪膜性结肠炎，和结肠癌是有关系的。

嘉宾：

　　慢性结肠炎会有什么严重的后果呢？

专家：

　　可能会引起严重的腹泻，会有脓血便，时间长了会引起身体消瘦、营养不良，长期的疼痛甚至会使患者劳动力丧失，严重的还会引起肠道穿孔，甚至会危及生命。

　　其中大概会有 5% 的结肠炎患者，最后会转变成结肠癌。

嘉宾：

　　就是说一百个结肠炎的患者里有五个最后会癌变，这概率还挺高的。

结肠炎好发于横、降结肠中。

慢性结肠炎分类：溃疡性结肠炎、缺血性结肠炎、伪膜性结肠炎。

137

慢性结肠炎可引起消瘦、营养不良甚至丧失劳动力。

慢性结肠炎患者有 5% 概率患结肠癌。

专家：

是的。就算不癌变，结肠炎有时会导致急腹症，是很疼痛难忍的。

嘉宾：

那到底是什么原因导致结肠炎的发生呢？

专家：

从现代的意义上说，结肠炎的病因还不是非常清楚，我们仅仅知道它可能是由于感染、炎症、食物、情绪、家族遗传等因素引起的。中医对其认识也是类似的，认为有饮食不节、寒温失调、情志的因素。中医针对结肠炎在急性期、慢性期、缓解期分的证型非常多。在急性结肠炎中，若大便的形状稀溏、色黄味臭，一般是湿热、热毒的表现；若有出血的情况发生，一般是有瘀血、有血热。若时间较长，还会有气虚、血虚或血瘀的情况。若是慢性结肠炎，脾肾阳虚的证型可能是最多的。

我们今天的重点就是讨论脾肾阳虚的问题，脾肾阳虚的表现有以下几点：首先就是时间非常长，有可能一两年都没有好转，反复地发作；第二，患者一般都会营养不良，脸色苍白，体型消瘦或虚胖；第三，全身怕冷，尤其是以腹部和后背部怕冷为主，手脚也易冰冷；第四，大便以溏稀为主；第五，舌质色淡，或舌体偏大、偏胖。

脾肾阳虚型结肠炎最为多发。

嘉宾：

对于这些症状，中医是如何治疗的呢？

专家：

因为这种病从古就有，在治疗上，古人也摸索出一些有成效的方剂，比如较为出名的四神丸、真人养脏汤。这些是治疗肾脾阳虚的主力军。在目前临床的运用当中，也依然是以这些方剂为主的。

嘉宾：

结肠炎会有这么严重的后果，我们日常生活中应该注意些什么呢？

专家：

首先要做到起居有常，就是说睡觉、吃饭、上班、下班要有一定的规律性。另外要做到饮食有节，油腻的食物不能吃，鸡蛋、牛奶和肉等也不能吃。

嘉宾：

油腻的食物不能吃，这可以理解。鸡蛋、牛奶也不能吃吗？

专家：

100 克的蛋黄中的胆固醇含量达到 2.3 克，这个比例是非常高。

四神丸组成：肉豆蔻（煨）、补骨脂（盐炒）、五味子（醋制）、吴茱萸（制）、大枣（去核）。
真人养脏汤组成：人参、当归、白术、肉豆蔻、肉桂、甘草、白芍药、木香、诃子。

慢性肠炎患者要起居有常、饮食有节。

注意控制鸡蛋、牛奶的摄入量。

嘉宾：

您一说，我想起来在家吃咸鸭蛋的时候，蛋黄都流油。

专家：

对。还有牛奶，很多人喝了牛奶容易腹泻。造成腹泻有两个原因，一是人体对牛奶中的乳糖不耐受；第二，就是牛奶中的油脂含量较高的缘故。

嘉宾：

没想到牛奶和鸡蛋也需要控制摄入。那您有没有什么针对结肠炎患者的日常保健的小妙招，跟我们分享一下。

专家：

除了方剂中药外，中医在治疗结肠炎时还常用外治法，其中最有名的就是灸法。我给大家介绍一种很有效的艾灸法。现在市面上有很多形式的艾条，都可以用，将艾条点燃后灸肚脐附近，烤到肚皮暖暖的、热热的就算是到位了，一般一次艾灸 10~15 分钟，每天 1~2 次，持之以恒可以收到很好的效果。还可以把生姜切成一元钱硬币的厚度和大小的姜片，贴在肚脐上，隔着姜片艾灸，对结肠炎也有很好的疗效。

重点回顾

　　结肠炎好发于横、降结肠中。可引起消瘦、营养不良甚至使患者丧失劳动力。还有 5% 的概率会转变成结肠癌。感染、炎症、食物、精神、遗传等都有导致结肠炎的可能。

　　在中医看来，脾肾阳虚是慢性结肠炎最为常见的一种证型，患者一般脸色苍白又都怕冷，体型消瘦，或身型虚胖；这类患者使用四神丸或者真人养脏汤治疗效果最佳，其中四神丸主要由肉豆蔻、补骨脂、五味子、吴茱萸、大枣组成，具有温肾散寒、涩肠止泻之功效。

　　得了慢性结肠炎要注意饮食有节、起居有常，还可结合艾灸作为日常保养。

中医给你的
生活小妙招